全国高等院校护理专业“十二五”规划教材

（供护理学类专业使用）

基础护理学实训指导

主　编　陈学顺

副主编　陈湘玉　荆文华

编　委　（按姓氏笔画排序）

王　睿　（南京鼓楼医院）

张俊贤　（南京大学金陵学院）

杨　敏　（南京大学金陵学院）

沈艳婷　（南京鼓楼医院）

陈玉萍　（南京大学金陵学院）

陈学顺　（南京大学金陵学院）

陈湘玉　（南京大学金陵学院）

荆文华　（南京大学金陵学院）

南京大学出版社

内容提要

本书是配合全国高等院校本科护理学类专业教材《基础护理学》编写的实训指导。本书在编写过程中秉承“注重实际，人文关怀，贯穿流程，标准作业”的理念，由22个护理操作基本技能实训组成。采用真人秀实景照片作为配图，并附操作评分标准，内容翔实，图文并茂，实践性强，旨在建立质量标准概念，达到技能持续提升的目的。

本书可作为高等院校护理学类专业的教材，也可供相关专业从业者参考使用。

图书在版编目（CIP）数据

基础护理学实训指导/陈学顺主编.—南京：南京大学出版社，2015.10

全国高等院校护理专业“十二五”规划教材

ISBN 978-7-305-16021-9

Ⅰ.①基… Ⅱ.①陈… Ⅲ.①护理学－医学院校－教学参考资料 Ⅳ.①R47

中国版本图书馆CIP数据核字(2015)第251395号

出版发行 南京大学出版社
社　　址 南京市汉口路22号　　邮　编 210093
出 版 人 金鑫荣

丛 书 名 全国高等院校护理专业“十二五”规划教材
书　　名 **基础护理学实训指导**
主　　编 陈学顺
责任编辑 许斌成　　编辑热线 010-82893902
审读编辑 接雅俐

照　　排 广通图文设计中心
印　　刷 北京紫瑞利印刷有限公司
开　　本 787×1092 1/16　印张 12　字数 292千
版　　次 2015年10月第1版　2015年10月第1次印刷
ISBN 978-7-305-16021-9
定　　价 29.00元

网址：http://www.njupco.com
官方微博：http://weibo.com/njupco
官方微信号：njupress
销售咨询热线：（025）83594756

主任委员

赵　岳　（天津医科大学护理学院教授）

副主任委员（按姓氏笔画排序）

王绍锋　（九江学院护理学院教授）
安力彬　（大连大学护理学院教授）
陈莉军　（山东中医药大学护理学院教授）
潘三强　（暨南大学医学院教授）

委　　员（按姓氏笔画排序）

马秋平　（广西中医药大学护理学院副教授）
王志凡　（西北民族大学医学院教授）
邓仁丽　（湖州师范学院护理学院副教授）
龙　霖　（川北医学院护理学院副教授）
刘永兵　（新疆医科大学护理学院副教授）
刘鹏飞　（济宁医学院护理学院副教授）
吕春明　（泰山医学院护理学院副教授）
毕怀梅　（云南中医学院护理学院教授）
牟绍玉　（重庆医科大学护理学院副教授）
邢凤梅　（华北理工大学护理与康复学院教授）
李秀艳　（青岛黄海学院护理学院教授）

Editing Committee

出版说明

Publisher's Note

21世纪是我国加速全面建设小康社会的关键时期。作为医疗卫生事业及构建和谐社会的重要组成部分，护理事业也将全面协调发展。护理专业教育作为我国高等教育的重要组成部分，主要培养具备人文社会科学、医学、预防保健的基本知识及护理学的基本理论知识和技能，能在护理领域内从事临床护理、预防保健、护理管理、护理教学和护理科研的高级专门人才。近年来，随着社会经济的发展及全面建设小康社会目标的逐步实现，广大人民群众对健康和卫生服务水平的要求越来越高；同时，科学技术的进步和医疗卫生服务改革的不断深入，对护理人才的数量、质量和结构都提出了更高的要求。

为了更好地贯彻落实《国家中长期教育改革和发展规划纲要（2010—2020年）》及《医药卫生中长期人才发展规划（2011—2020年）》，促进和保障护理事业的健康发展，进一步完善和发展护理教育，从而为不断提高护理队伍整体素质和护理专业技术水平奠定基础，我们充分挖掘各相关院校优质资源，联合全国多所院校共同研发、策划并出版了全国高等院校护理专业“十二五”规划教材。本套教材具有如下特色及优势。

一、遵循“三基、五性”原则编写

本套教材针对高等护理人才的培养标准和要求，紧密围绕高等院校护理学教育培养目标，结合护理专业各课程的教学时数要求及课程改革需要，严格遵循“三基、五性”原则编写而成，力求突出护理专业特色，具有较强的科学性、先进性和实用性。

二、反映护理行业新理论、新方法、新技术

本套教材在现代护理观的指导下，紧扣护理学教育改革精神，立足国内，面向国际，精选教学内容，反映了当今护理行业的新理论、新方法和新技术，体现了以人的健康为中心的现代护理理念和整体护理的科学内涵。

三、注重培养临床思维能力和综合职业技能

本套教材在内容编排上注重循序渐进、深入浅出及图文并茂，并提供了大量临床案例，设置了学习目标、知识链接、课堂讨论、课后习题等特色栏目，以强化"三基"知识，增强学科人文精神，培养学生的临床思维能力和综合职业技能。

本套教材作为护理专业教材建设的一次有意义的尝试，在探索高等教育护理教材的结构及内容组成的过程中，仍难免有一些遗憾或不足，我们衷心希望各位专家和读者提出宝贵意见和建议，为推进高等教育护理教材建设共同努力奋斗！

南京大学出版社
《全国高等院校护理专业"十二五"规划教材》
编委会

前言
Foreword

《基础护理学实训指导》是配合全国高等院校本科护理学类专业教材《基础护理学》编写的实训指导。

本书包括22个实训，每个实训都有详细的操作步骤，还附有相应实训内容的操作评分标准，注重培养学生的实践能力、自学能力，强化综合应用知识能力的培养。全书采用真人秀实景照片作为配图，力求使学生熟练地掌握实训内容，提升实践技能。

本书内容翔实、图文并茂、实践性强。总的来说，具有如下特色。

1. 夯实专业基础

本书对护理学类专业学生从事护理工作所必须掌握的知识重点讲述，内容充实完善。

2. 注重实践操作

本书采用真人秀实景照片作为配图，步骤详尽，注重对学生实践能力、自学能力的培养。

3. 渗透人文关怀

本书在实训指导中提出了关爱患者、爱伤意识等理念，以提升学生的人文素养。

4. 突出标准作业的理念

本书每个实训后均附操作评分标准，旨在建立质量标准概念，持续提升学生的实践技能。

本书集聚了全体编写人员的智慧，可供高等院校护理学类专业学生使用，也可供相关专业从业者参考。

由于编者的能力和水平有限，书中存在的疏漏和不足之处，诚恳地希望广大读者在使用过程中给予批评指正。

编 者

目录
Contents

实训一　备用床……1
一、备用床实训指导……1
二、备用床操作评分标准……10
实训二　麻醉床……11
一、麻醉床实训指导……11
二、麻醉床操作评分标准……16
实训三　卧有患者更换床单……17
一、卧有患者更换床单实训指导……17
二、卧有患者更换床单操作评分标准……27
实训四　患者搬运……29
一、患者搬运实训指导……29
二、患者搬运操作评分标准……38
实训五　无菌技术……40
一、无菌技术实训指导……40
二、无菌技术操作评分标准……52
实训六　穿脱隔离衣……55
一、穿脱隔离衣实训指导……55
二、穿脱隔离衣操作评分标准……61
实训七　约束带应用……62
一、约束带应用实训指导……62
二、约束带应用操作评分标准……66

实训八　口腔护理…………………………………………………………… 68
一、口腔护理实训指导…………………………………………………… 68
二、口腔护理操作评分标准……………………………………………… 75

实训九　生命体征测量……………………………………………………… 76
一、生命体征测量实训指导……………………………………………… 76
二、生命体征测量操作评分标准………………………………………… 82

实训十　吸痰法……………………………………………………………… 85
一、吸痰法实训指导……………………………………………………… 85
二、吸痰法操作评分标准………………………………………………… 88

实训十一　氧气吸入(氧气筒法) ………………………………………… 90
一、氧气吸入实训指导…………………………………………………… 90
二、氧气吸入操作评分标准……………………………………………… 95

实训十二　氧气吸入(中心供氧法) ……………………………………… 97
一、氧气吸入实训指导…………………………………………………… 97
二、氧气吸入操作评分标准……………………………………………… 101

实训十三　鼻饲法…………………………………………………………… 103
一、鼻饲法实训指导……………………………………………………… 103
二、鼻饲法操作评分标准………………………………………………… 109

实训十四　导尿术…………………………………………………………… 111
一、导尿术实训指导……………………………………………………… 111
二、导尿术操作评分标准………………………………………………… 117

实训十五　灌肠……………………………………………………………… 119
一、灌肠实训指导………………………………………………………… 119
二、灌肠操作评分标准…………………………………………………… 123

实训十六　皮内注射………………………………………………………… 125
一、皮内注射实训指导…………………………………………………… 125
二、皮内注射操作评分标准……………………………………………… 131

实训十七　皮下注射…………………………………………………… 133
一、皮下注射实训指导…………………………………………… 133
二、皮下注射操作评分标准……………………………………… 139

实训十八　肌内注射…………………………………………………… 141
一、肌内注射实训指导…………………………………………… 141
二、肌内注射操作评分标准……………………………………… 149

实训十九　氧气雾化吸入法…………………………………………… 151
一、氧气雾化吸入法实训指导…………………………………… 151
二、氧气雾化吸入法操作评分标准……………………………… 156

实训二十　密闭式静脉输液…………………………………………… 157
一、密闭式静脉输液实训指导…………………………………… 157
二、密闭式静脉输液操作评分标准……………………………… 166

实训二十一　自动洗胃机洗胃法……………………………………… 169
一、自动洗胃机洗胃法实训指导………………………………… 169
二、自动洗胃机洗胃法操作评分标准…………………………… 174

实训二十二　尸体料理………………………………………………… 176
一、尸体料理实训指导…………………………………………… 176
二、尸体料理操作评分标准……………………………………… 179

参考文献……………………………………………………………… 180

实训一　备用床

一、备用床实训指导

【目的】

1. 保持病室整洁。
2. 准备接收新患者。

【评估】

1. 床有无损坏，床旁设施是否完好。
2. 病室内有无患者正在进行治疗或进餐。

【操作前准备】

1. 护士准备　衣帽整洁、修剪指甲、洗手、戴口罩。
2. 用物准备　枕套、枕芯、被褥、被套、大单、床褥、治疗车。
3. 环境准备　病室内无患者进行治疗或进餐。

【操作步骤】

步骤	要点与难点
1. 备物检查，移开床旁桌椅 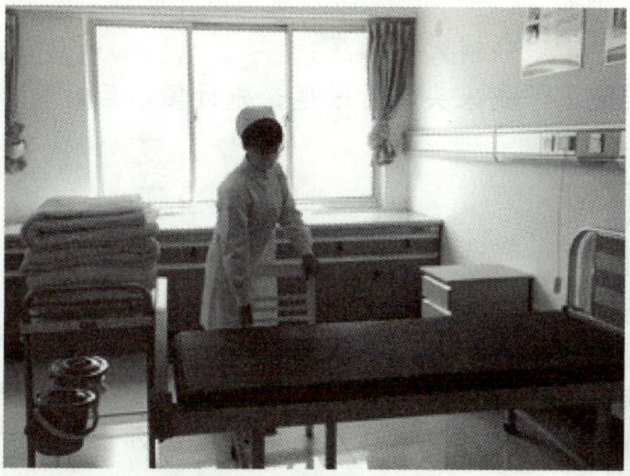	◇备物时，棉胎“S”形折叠 ◇自下而上的摆放顺序：枕套、枕芯、棉胎、被套、大单、床褥

续表

步骤	要点与难点
2. 检查床垫 根据需要翻转床垫。	◇避免床垫局部长期受压而凹陷
3. 铺床褥 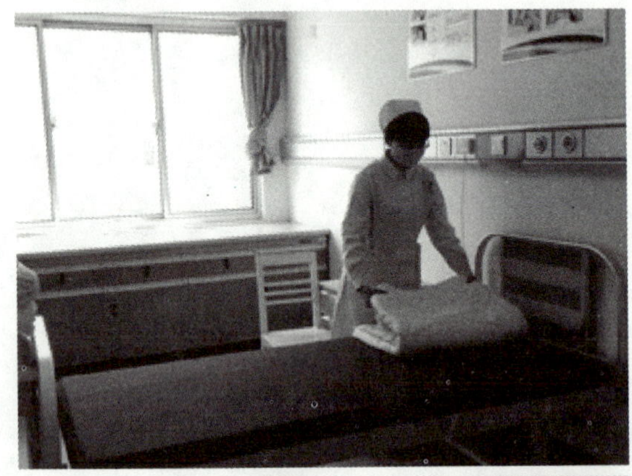 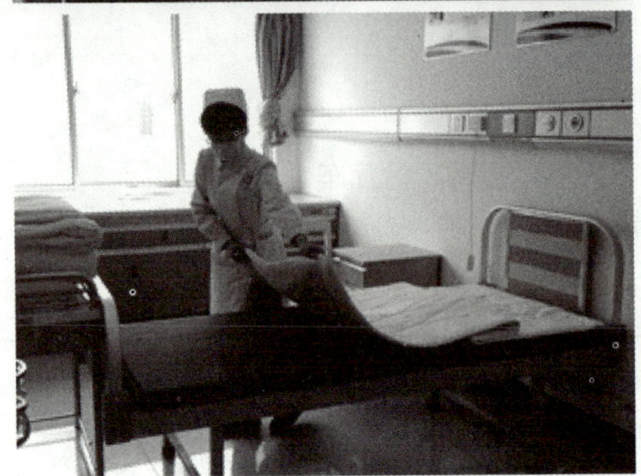	◇床褥中线与床面中线对齐 ◇患者躺卧舒适
4. 铺大单 (1)将大单横、纵中线对齐床横、纵中线放于床褥上，同时向床头、床尾一次打开。 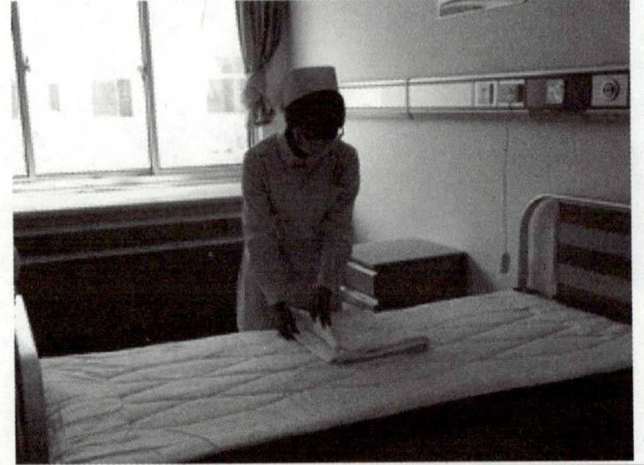	◇铺大单顺序： 先床头，后床尾；先近侧，后对侧 ◇护士取大单后，正确运用人体力学原理，双下肢左右分开，站在床右侧中间，减少来回走动，节时省力

续表

步骤	要点与难点
(2)将靠近护士一侧(近侧)大单向近侧下拉散开，将远离护士一侧(对侧)大单向远侧散开。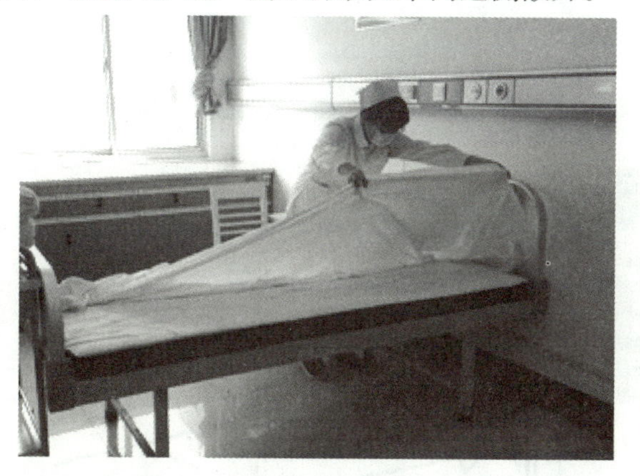 (3)铺近侧床头角：右手托起床垫，左手伸过床中线将大单折入床垫下。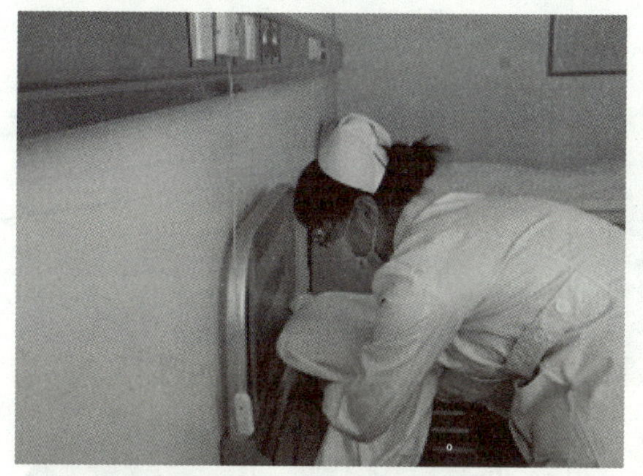 (4)做角：左手提起大单边缘使大单侧看呈等边三角形，平铺于床面。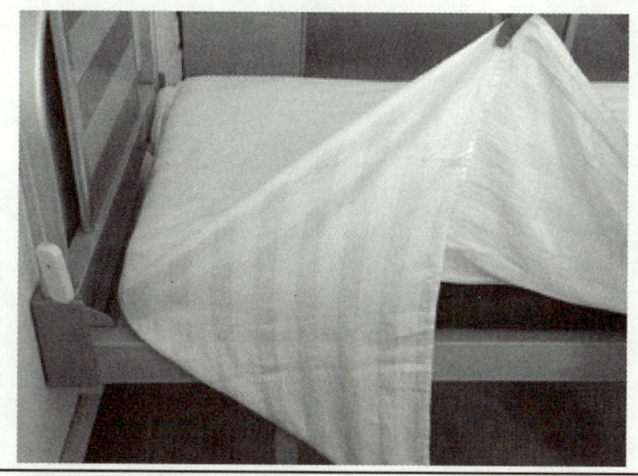	

续表

步骤	要点与难点
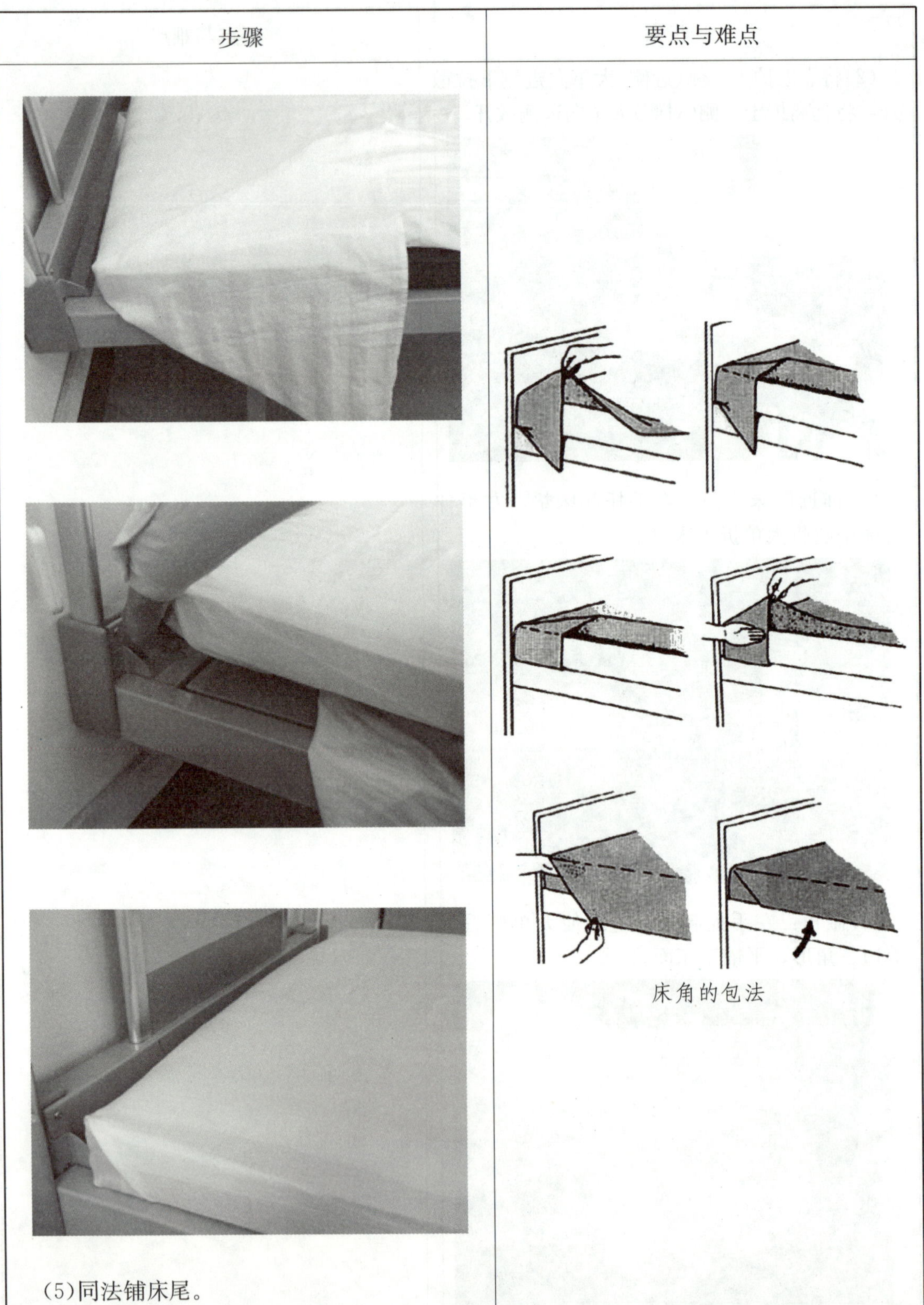 (5)同法铺床尾。	床角的包法

续表

步骤	要点与难点
(6)移至床中间处，两手下拉大单中部边缘，塞于床垫下。 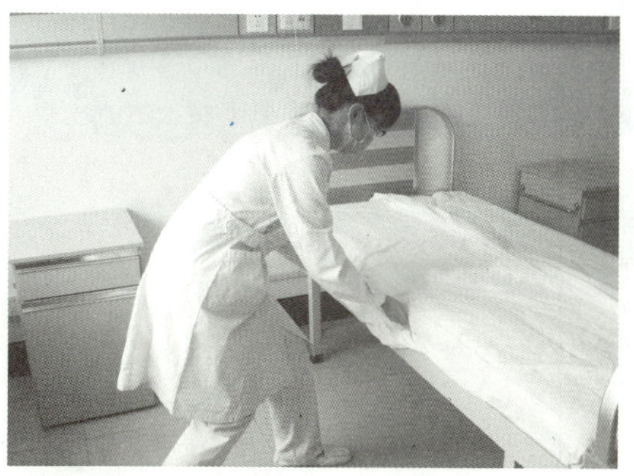 (7)同法铺床对侧。	◇使大单平紧，不易产生皱褶，美观大方
5. 铺被褥 (1)将被套横、纵中线对齐床横、纵中线放于大单上，同时向床头、床尾一次打开。 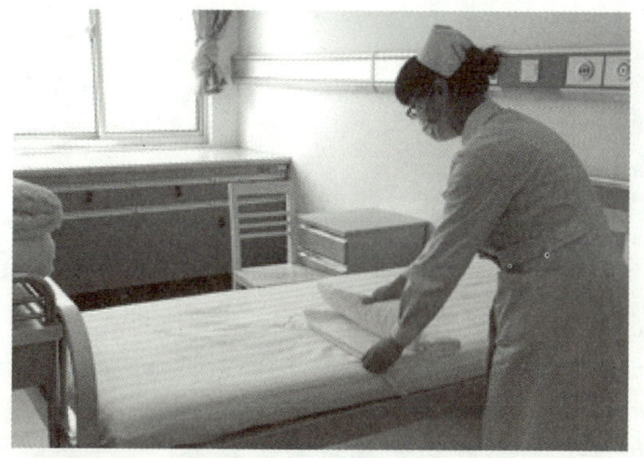 (2)将靠近护士一侧(近侧)被套向近侧下拉散开，将远离护士一侧(对侧)被套向远侧散开。 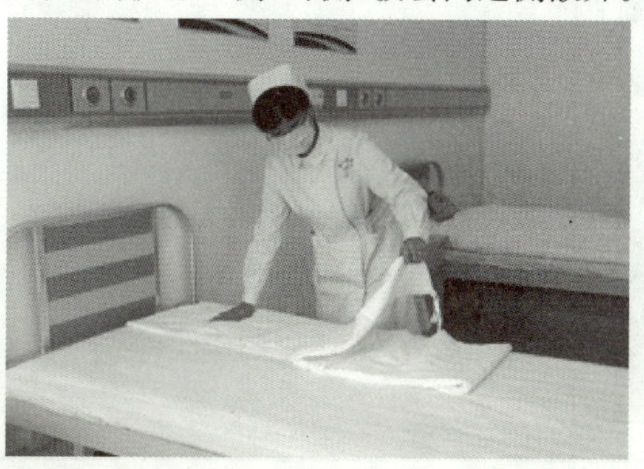	◇被套中线与床面中线和大单中线对齐

续表

步骤	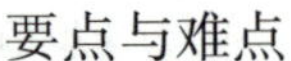 要点与难点
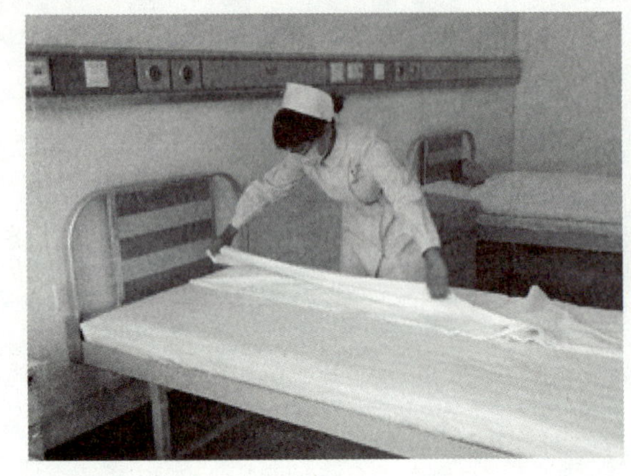 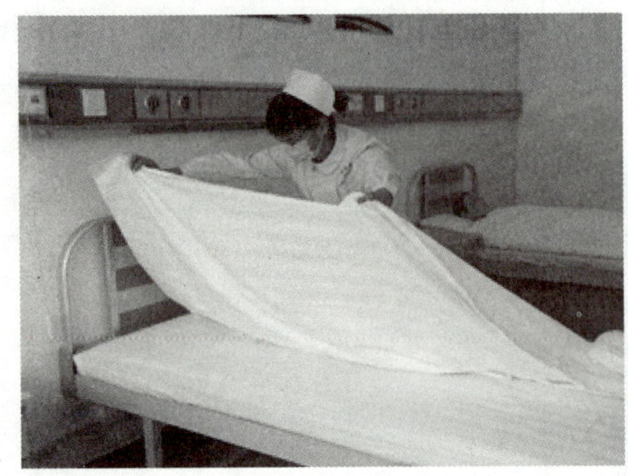	
(3)将被套尾部开口端的上层打开至 1/3 处。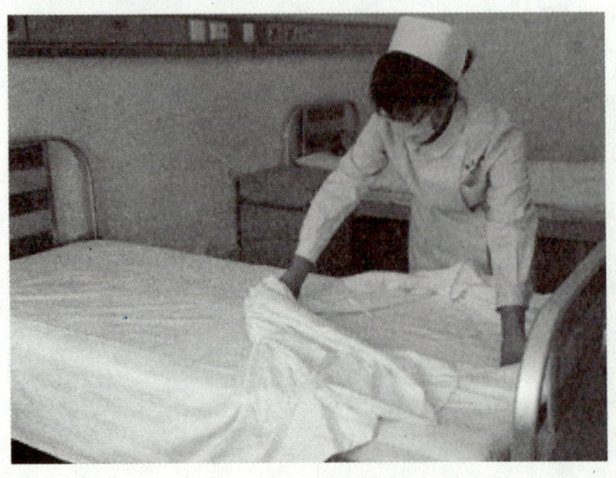	◇有利于棉胎放入被套

续表

<table>
<tr><th>步骤</th><th>要点与难点</th></tr>
<tr><td>(4)将棉胎放于被套尾端开口处。
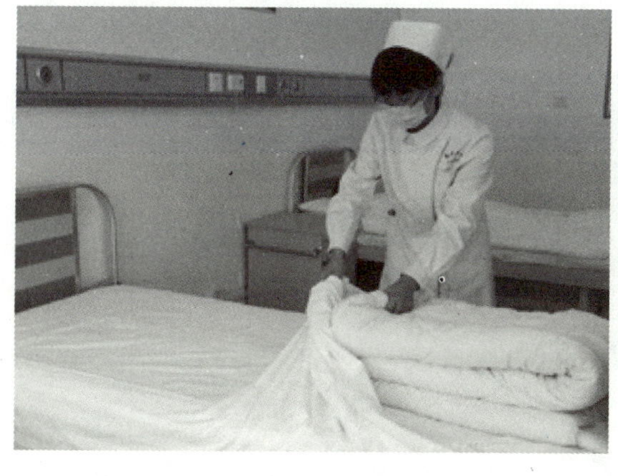</td><td></td></tr>
<tr><td>(5)拉棉胎上缘中部至被套被头中部，充实远侧棉胎角于被套顶角处，展开远侧棉胎，平铺于被套内。
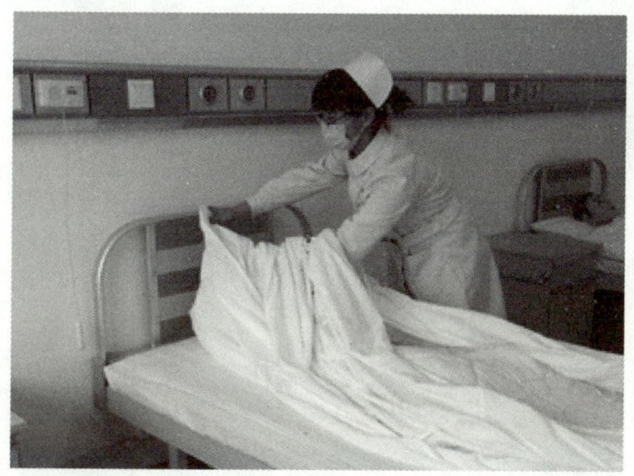
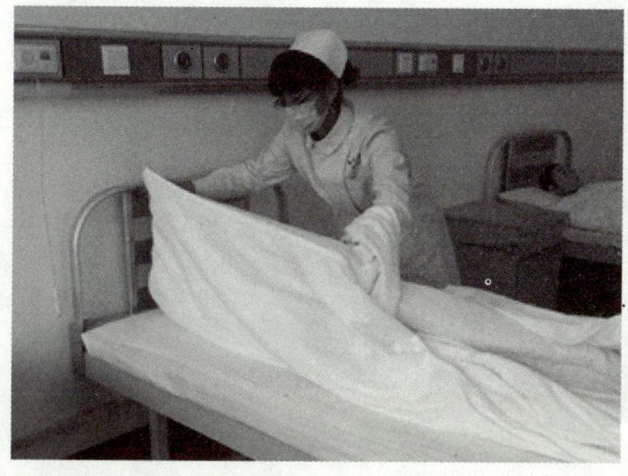</td><td>◇棉胎角与被套顶角吻合、平整、充实
◇棉胎上缘与被套被头上缘吻合、平整、充实</td></tr>
</table>

续表

步骤	要点与难点
(6)充实近侧棉胎角于被套顶角处，展开近侧棉胎，平铺于被套内。 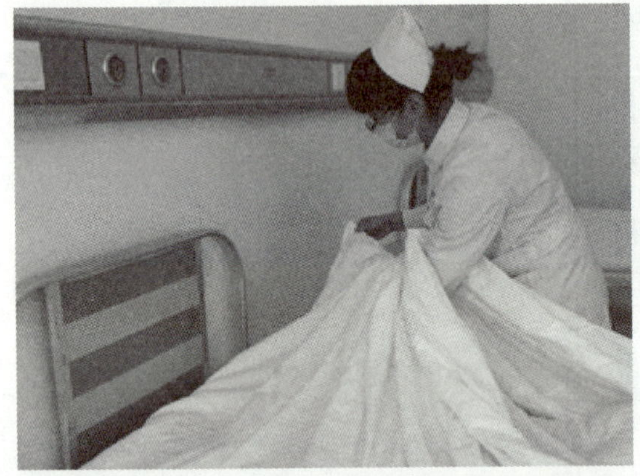 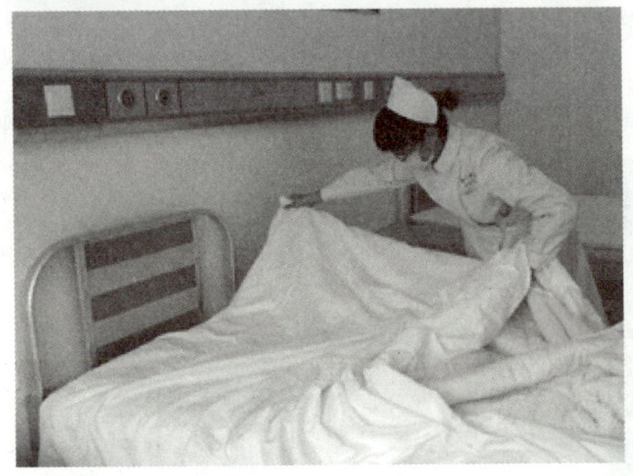	
(7)移至床尾，展平棉胎，系好被套尾端开口处系带。 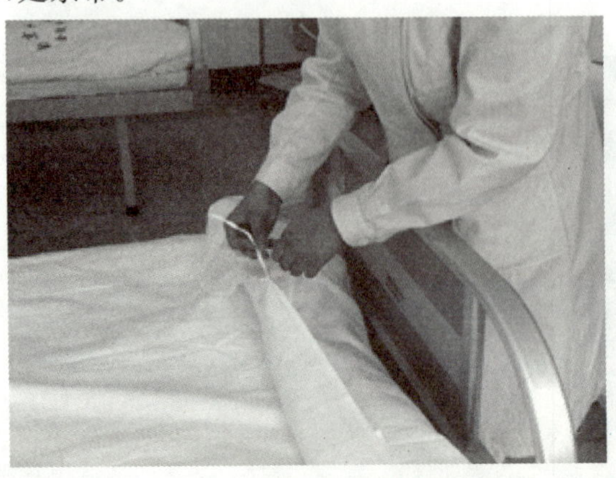	◇避免棉胎下滑出被套

续表

步骤	要点与难点
(8)折被筒。 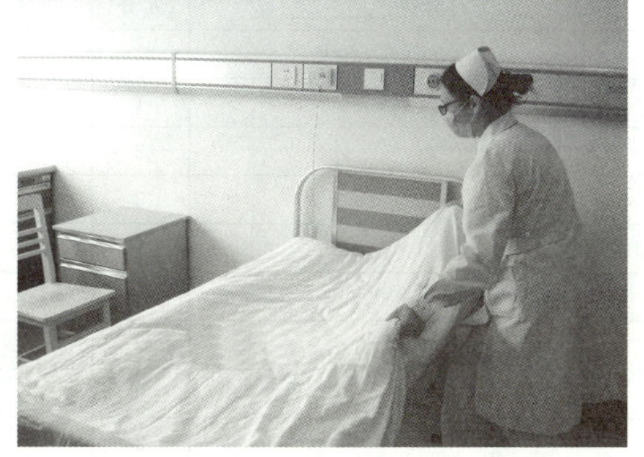	◇被筒内面平整
6. 套枕套 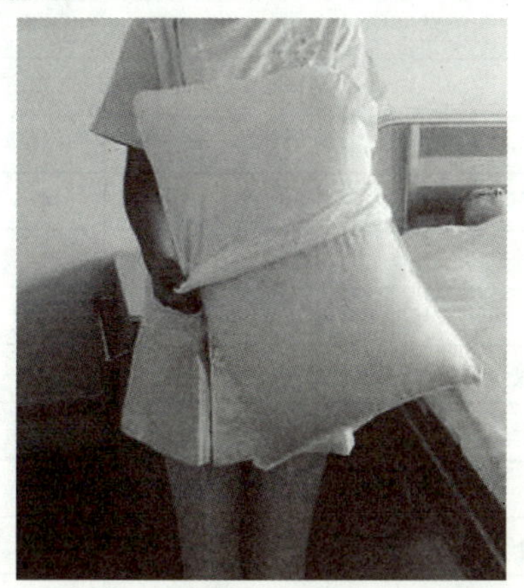	◇枕芯与枕套角和线吻合、平整、充实 ◇枕套开口背门
7. 移回床旁桌椅 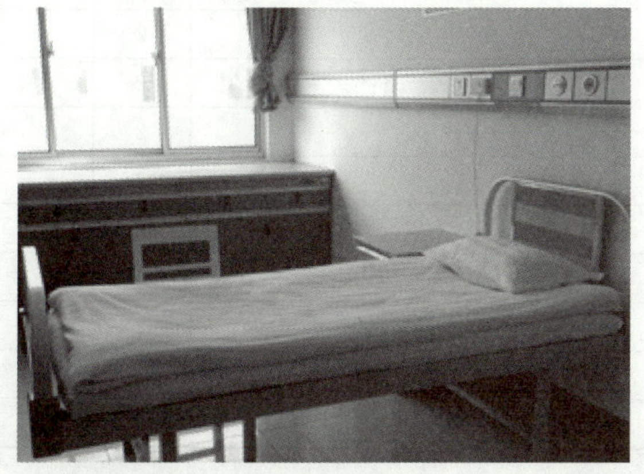	◇保持病室整齐、美观
8. 终末处置，洗手	

二、备用床操作评分标准

备用床操作评分标准

序号：______ 姓名：______ 得分：______			实分	扣分
目的（2分）	1. 保持病房整洁、美观		1	
	2. 准备接收新患者		1	
评估（5分）	1. 患者是否正在进行治疗或进餐		2	
	2. 床有无损坏，床旁设施是否完好		3	
准备（15分）	1. 护士：仪表大方、衣帽整洁、洗手、戴口罩		5	
	2. 备物：枕套、枕芯、被褥、被套、大单、床褥、治疗车		10	
流程（64分）	移开床头桌		2	
	移开床旁椅		2	
	铺近侧床基（19分）	1. 铺床褥	2	
		2. 将大单中缝对齐床中线分别散开	2	
		3. 铺近侧床头折斜角或直角塞于床垫下	7	
		4. 以同法铺近侧床尾	4	
		5. 中部拉紧塞于床垫下	4	
	铺对侧床基（12分）	1. 铺对侧床头折斜角或直角塞于床垫下	4	
		2. 以同法铺对侧床尾	4	
		3. 中部拉紧塞于床垫下	4	
	套被套（21分）	1. 将被套对齐床头，中缝对齐床中线散开	3	
		2. 被套正面向外，开口端朝床尾平铺于床基上	3	
		3. 自开口端打开被套上层至1/3处	2	
		4. S形棉胎置于被套内理平与被套吻合套好	7	
		5. 折成被筒，被筒边齐床沿	4	
		6. 被筒尾端齐床尾折叠或塞于床垫下	2	
	套枕套（4分）	1. 拍松枕芯，套上枕套	2	
		2. 开口背门从床尾拉至床头	2	
	移回床旁桌椅		2	
	终末处理		2	
注意事项（14分）	1. 操作流程正确		4	
	2. 动作协调熟练		4	
	3. 操作中注意应用节力原则		2	
	4. 各床单平整紧扎		2	
	5. 操作时间在5分钟之内		2	

实训二　麻醉床

一、 麻醉床实训指导

【目的】

1. 便于接收和护理麻醉手术后的患者。
2. 使患者安全、舒适，预防并发症。
3. 避免床上用物被污染，便于更换。

【评估】

1. 评估患者：诊断、病情、手术部位、麻醉方式、术后需要的抢救及治疗物品。
2. 病室内有无患者正在进行治疗或进餐。

【操作前准备】

1. 护士准备　衣帽整洁、修剪指甲、洗手、戴口罩。
2. 用物准备

(1)床上用物：同备用床，另加橡胶单和中单各一或两条。

(2)麻醉护理盘：①治疗巾内：氧气导管、吸痰导管、开口器、舌钳、压舌板、牙垫、通气导管、治疗碗、镊子、棉签、纱布；②治疗巾外：电筒、心电监护仪(血压计、听诊器)、治疗巾、弯盘、胶布、护理记录单、笔。

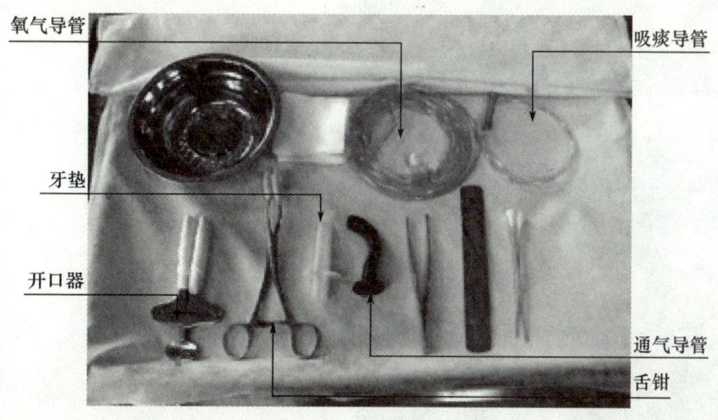

(3)另备输液架，必要时备好吸痰装置和给氧装置。

3. 环境准备　病室内无患者进行治疗或进餐。

【操作步骤】

<table>
<tr><th>步骤</th><th>要点与难点</th></tr>
<tr><td>1. 同备用床步骤 1～4 铺好近侧大单
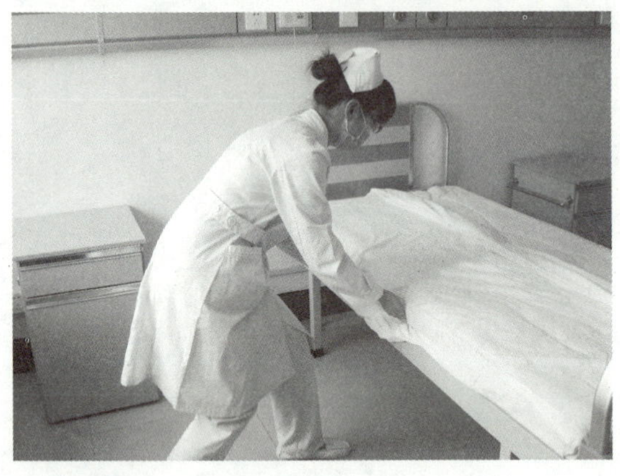</td><td></td></tr>
<tr><td>2. 铺橡胶单和中单
(1)于床中部或床尾部铺一橡胶单和中单，余下部分塞于床垫下。
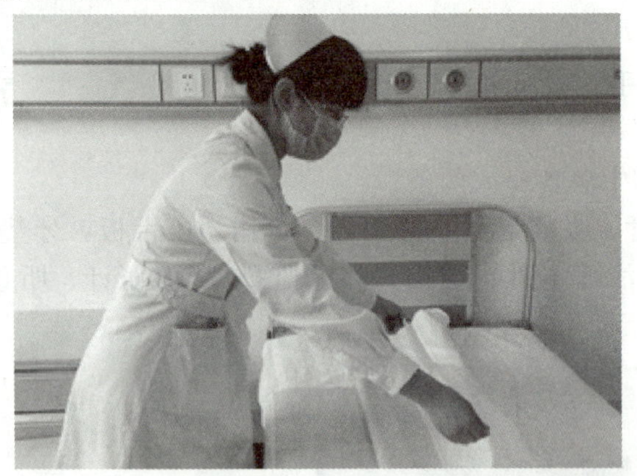
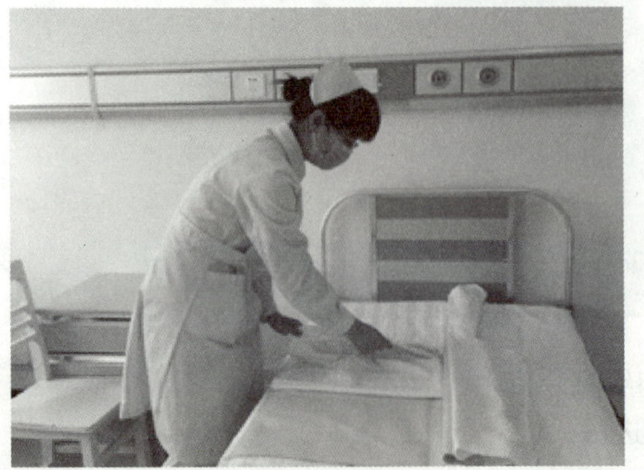</td><td>◇根据患者的麻醉方式和手术部位铺橡胶单和中单
◇防止呕吐物、分泌物或伤口渗液污染病床
◇腹部手术铺在床中部，下肢手术铺在床尾
◇如需要铺在床中部，则橡胶单和中单的上缘距床头 45～50 cm
◇避免橡胶单外露，接触患者皮肤</td></tr>
</table>

续表

步骤	要点与难点
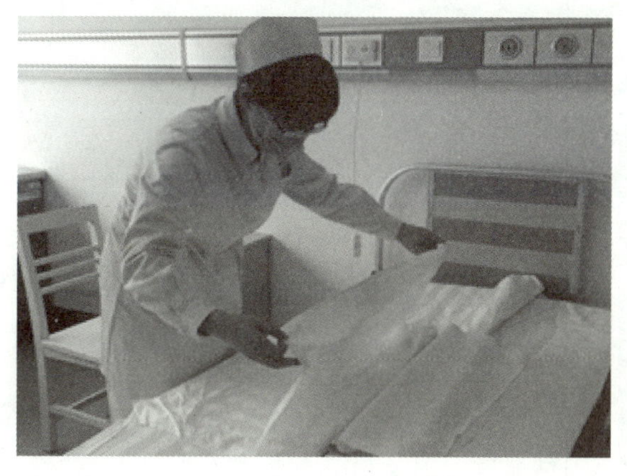 (2)在床头铺另一橡胶单，将中单铺在橡胶单上，余下部分塞于床垫下。 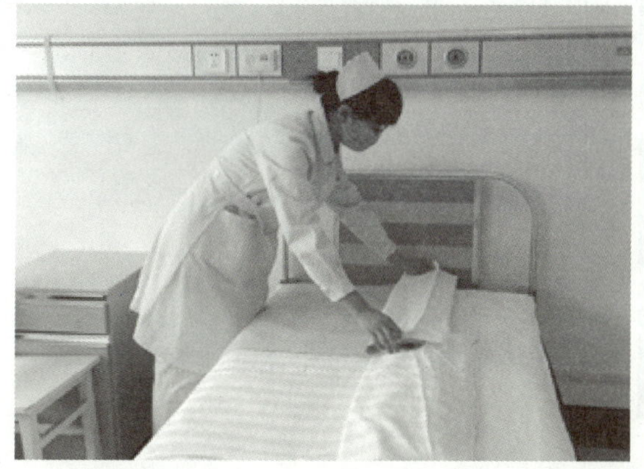 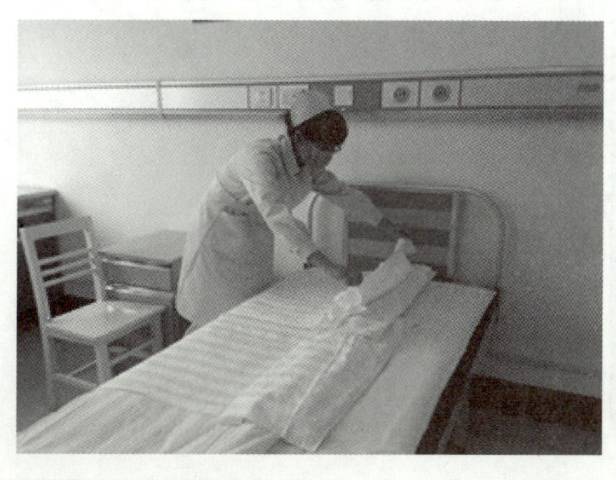	◇橡胶单和中单的上缘应与床头平齐，下缘应压在中部橡胶单和中单上 ◇非全麻手术患者，只需在床中部铺橡胶单和中单

续表

步骤	要点与难点
3. 转至对侧，铺好大单、橡胶单和中单 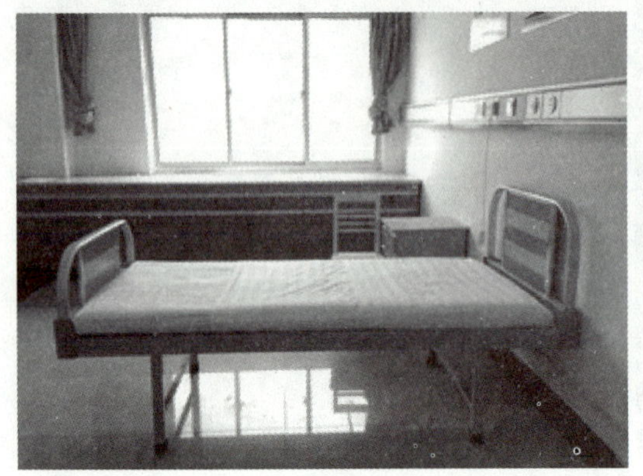	
4. 同备用床步骤套被套	
5. 将盖被三折叠于背门一侧 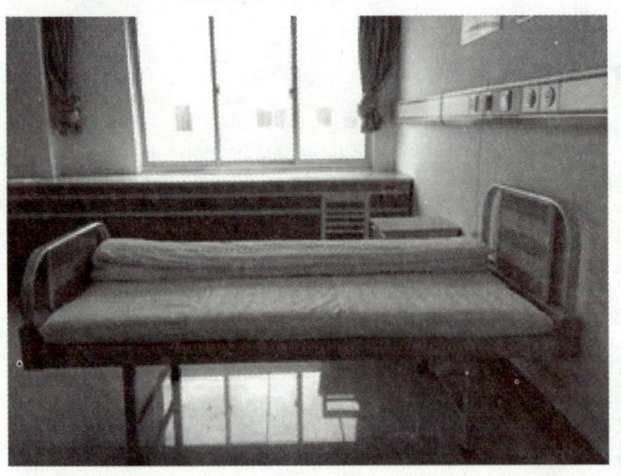	◇便于将术后患者移至床上
6. 同备用床套枕套，横立于床头 7. 移回床旁桌、椅 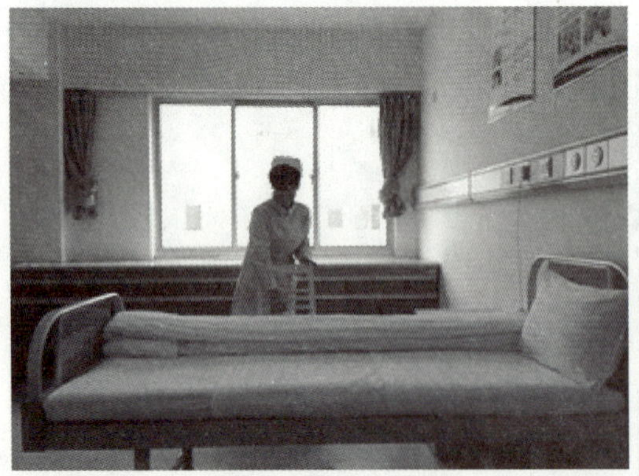	◇枕套开口背门，使病室整齐、美观 ◇避免床旁椅妨碍患者移至病床上

续表

步骤	要点与难点
8. 将麻醉护理盘放置于床旁桌上，其他物品按需放置 9. 终末处置，洗手	

二、 麻醉床操作评分标准

麻醉床操作评分标准

<table>
<tr><td colspan="3">序号：________　　姓名：________　　得分：________</td><td>实分</td><td>扣分</td></tr>
<tr><td rowspan="3">目的
（3 分）</td><td colspan="2">1. 便于接收和护理麻醉手术后的患者</td><td>1</td><td></td></tr>
<tr><td colspan="2">2. 使患者安全、舒适，预防并发症</td><td>1</td><td></td></tr>
<tr><td colspan="2">3. 避免床上用物被污染，便于更换</td><td>1</td><td></td></tr>
<tr><td rowspan="2">评估
（6 分）</td><td colspan="2">1. 评估患者：诊断、病情、手术部位、麻醉方式、术后需要的抢救及治疗物品</td><td>4</td><td></td></tr>
<tr><td colspan="2">2. 患者是否正在进行治疗或进餐</td><td>2</td><td></td></tr>
<tr><td rowspan="2">准备
（15 分）</td><td colspan="2">1. 护士：仪表大方、衣帽整洁、洗手、戴口罩</td><td>3</td><td></td></tr>
<tr><td colspan="2">2. 床上用物：同备用床，另加橡胶单和中单各一或两条。麻醉护理盘：①治疗巾内：氧气导管、吸痰导管、开口器、舌钳、压舌板、牙垫、通气导管、治疗碗、镊子、棉签、纱布；②治疗巾外：电筒、心电监护仪（血压计、听诊器）、治疗巾、弯盘、胶布、护理记录单、笔</td><td>12</td><td></td></tr>
<tr><td rowspan="20">流程
（64 分）</td><td colspan="2">移开床头桌、床旁椅</td><td>2</td><td></td></tr>
<tr><td rowspan="5">铺近侧床基、橡胶单、中单
（20 分）</td><td>1. 将大单中缝对齐床中线分别散开</td><td>2</td><td></td></tr>
<tr><td>2. 铺近侧床头折斜角或直角塞于床垫下</td><td>4</td><td></td></tr>
<tr><td>3. 以同法铺近侧床尾</td><td>4</td><td></td></tr>
<tr><td>4. 中部拉紧塞于床垫下</td><td>4</td><td></td></tr>
<tr><td>5. 根据麻醉方式和手术部位铺橡胶单和中单</td><td>6</td><td></td></tr>
<tr><td rowspan="4">铺对侧床基、橡胶单、中单
（16 分）</td><td>1. 铺对侧床头折斜角或直角塞于床垫下</td><td>4</td><td></td></tr>
<tr><td>2. 以同法铺对侧床尾</td><td>4</td><td></td></tr>
<tr><td>3. 中部拉紧塞于床垫下</td><td>4</td><td></td></tr>
<tr><td>4. 对侧橡胶单、中单拉紧塞于床垫下</td><td>4</td><td></td></tr>
<tr><td rowspan="5">套被套
（18 分）</td><td>1. 将被套对齐床头，中缝对齐床中线散开</td><td>2</td><td></td></tr>
<tr><td>2. 被套正面向外，开口端朝床尾平铺于床基上</td><td>2</td><td></td></tr>
<tr><td>3. 自开口端打开被套上层至 1/3 处</td><td>2</td><td></td></tr>
<tr><td>4. S 形棉胎置于被套内理平与被套吻合套好</td><td>6</td><td></td></tr>
<tr><td>5. 将盖被三折叠于背门一侧</td><td>6</td><td></td></tr>
<tr><td rowspan="2">套枕套
（4 分）</td><td>1. 拍松枕芯，套上枕套</td><td>2</td><td></td></tr>
<tr><td>2. 横立于床头</td><td>2</td><td></td></tr>
<tr><td colspan="2">移回床旁桌椅</td><td>2</td><td></td></tr>
<tr><td colspan="2">终末处理</td><td>2</td><td></td></tr>
<tr><td colspan="2" style="display:none"></td></tr>
<tr><td rowspan="4">注意事项
（12 分）</td><td colspan="2">1. 操作流程正确</td><td>4</td><td></td></tr>
<tr><td colspan="2">2. 动作协调熟练</td><td>4</td><td></td></tr>
<tr><td colspan="2">3. 操作中注意应用节力原则</td><td>2</td><td></td></tr>
<tr><td colspan="2">4. 各床单平整紧扎</td><td>2</td><td></td></tr>
</table>

实训三　卧有患者更换床单

一、卧有患者更换床单实训指导

【目的】

1. 促进病床清洁、干燥；保持病房整洁、美观。

2. 促进患者舒适，预防压疮等并发症，避免床上用物被污染，便于更换。

【评估】

1. 患者的病情、活动能力、意识状态、配合程度、是否需要便器、是否需要更换衣裤等。

2. 解释操作目的。

【操作前准备】

1. 护士准备　衣帽整洁、修剪指甲、洗手、戴口罩。

2. 用物准备　大单、中单、被套、枕套、床刷及床套、衣裤(必要时)、护理车。

3. 患者准备　必要时协助排便。

4. 环境准备　病室内无患者在进行治疗或进餐；酌情关门窗、调节室温；必要时遮挡患者。

【操作步骤】

步骤	要点与难点
1. 推护理车至床旁	◇方便操作
2. 移开床旁桌椅	
3. 移患者至对侧 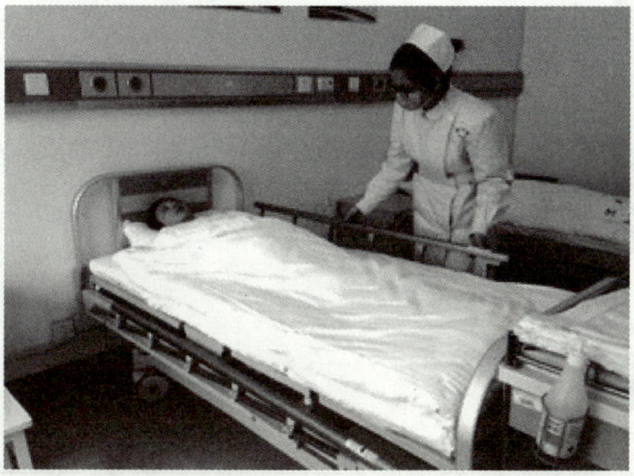	◇必要时加床档，防止坠床 ◇患者卧位安全、舒适 ◇避免患者受凉 ◇保持恰当的姿势，注意节力

续表

<table>
<tr><th>步骤</th><th>要点与难点</th></tr>
<tr><td>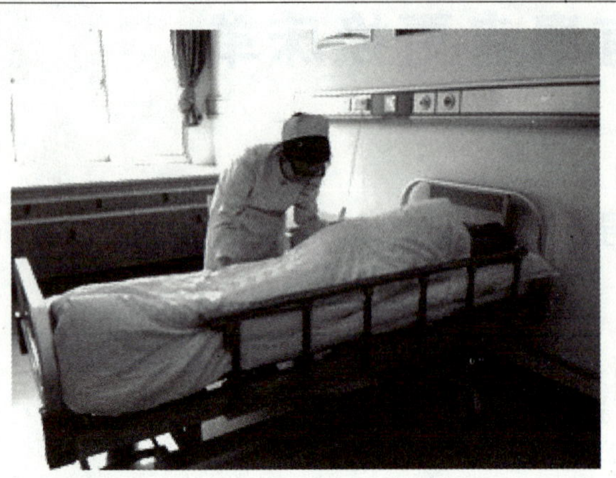
4. 松近侧污单
上卷中单至床中线处，塞于患者身下。
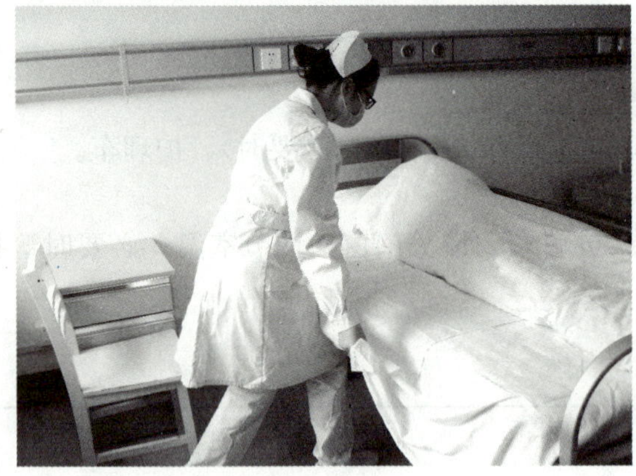
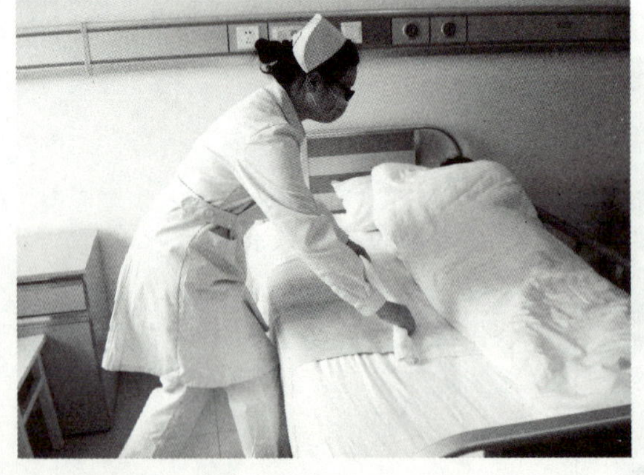</td><td>◇中单污染面向上内卷——污染面朝内</td></tr>
</table>

续表

步骤	要点与难点
5. 清扫橡胶单和床褥 (1)清扫橡胶单，将橡胶单搭于患者身上。 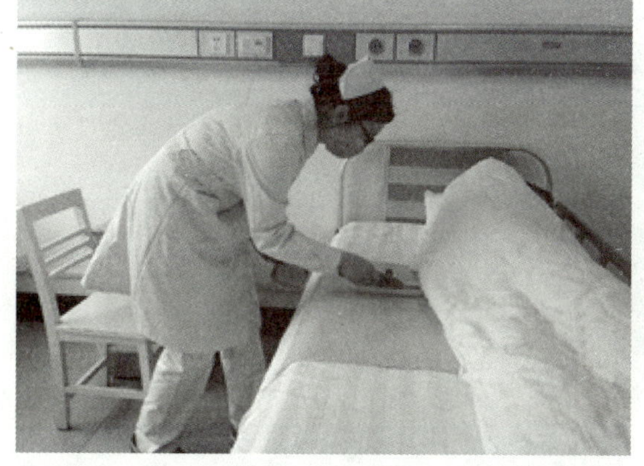 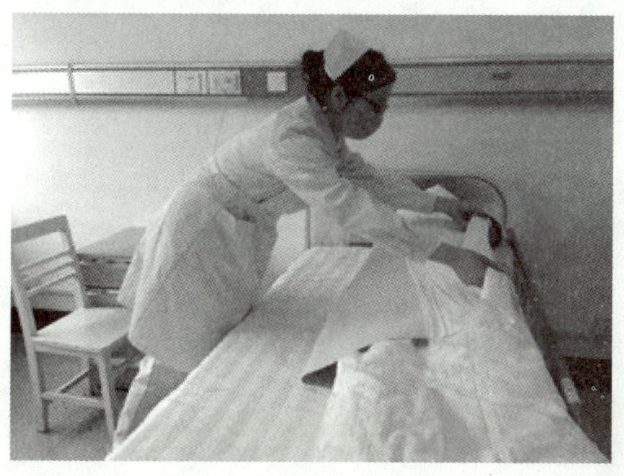 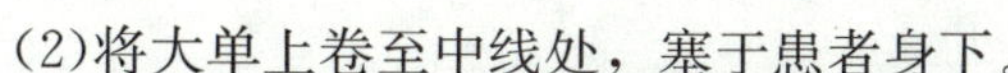(2)将大单上卷至中线处，塞于患者身下。 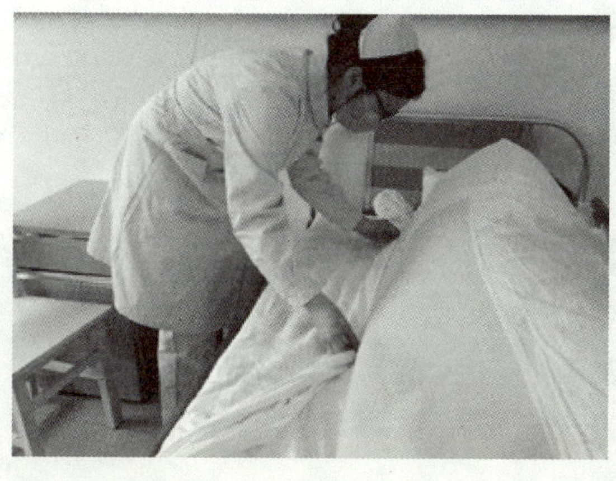	◇清扫原则：床头→床尾，床中线→床外线 ◇大单污染面向上内卷——污染面朝内

续表

步骤	要点与难点
(3)清扫床褥。 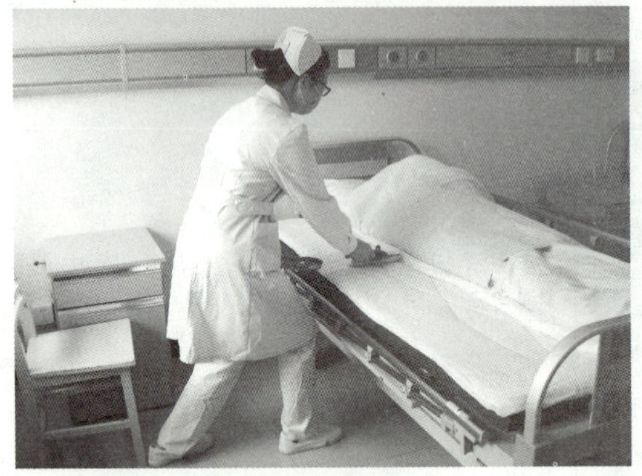 6. 铺近侧清洁大单、中单 (1)同备用床铺大单法放置大单。 (2)将近侧大单向近侧下拉散开，将对侧大单内折后卷至床中线处，塞于患者身下。 (3)同备用床铺大单法铺近侧大单。 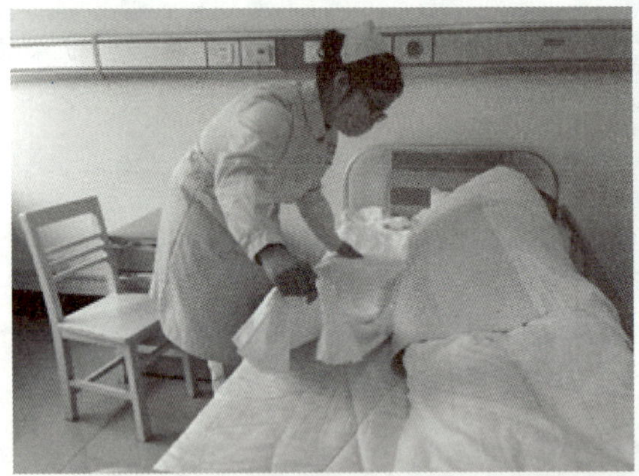 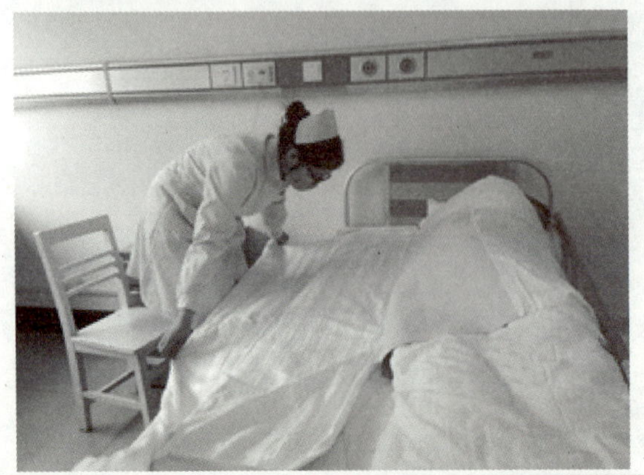	◇清扫原则：床头→床尾，床中线→床外线

续表

<table>
<tr><th>步骤</th><th>要点与难点</th></tr>
<tr><td>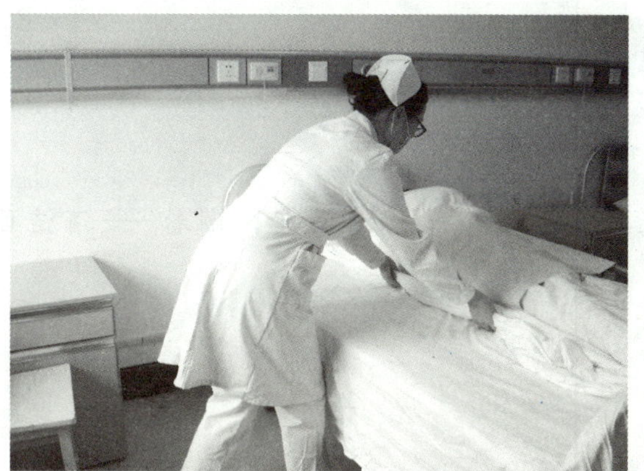
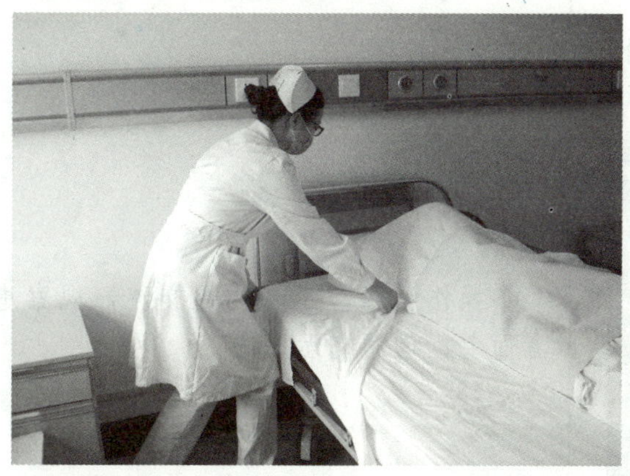
(4)铺平橡胶单，铺清洁中单于橡胶单上，近侧部分下拉至床缘，对侧部分内折后卷至床中线处，塞于患者身下；将近侧橡胶单和中单塞于床垫下。
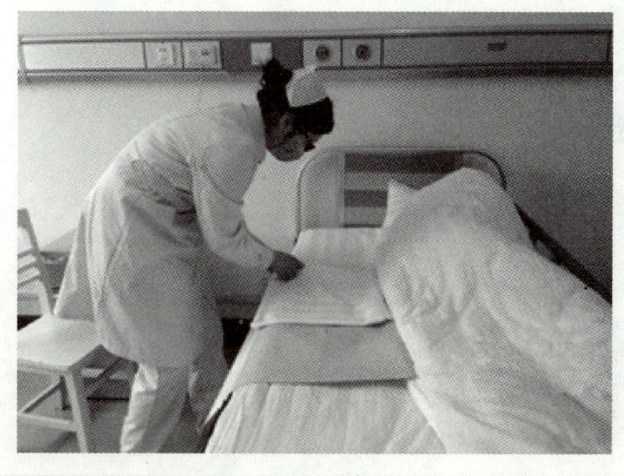</td><td>◇大单清洁面向内翻卷——清洁面朝内</td></tr>
</table>

续表

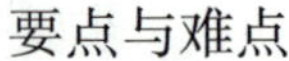

步骤	要点与难点
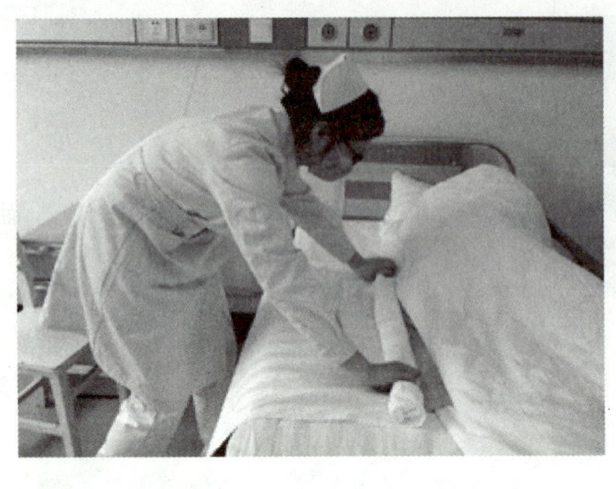	◇中单清洁面向内翻卷——清洁面朝内
7. 移患者至近侧：协助患者平卧，并侧卧于铺好的一侧 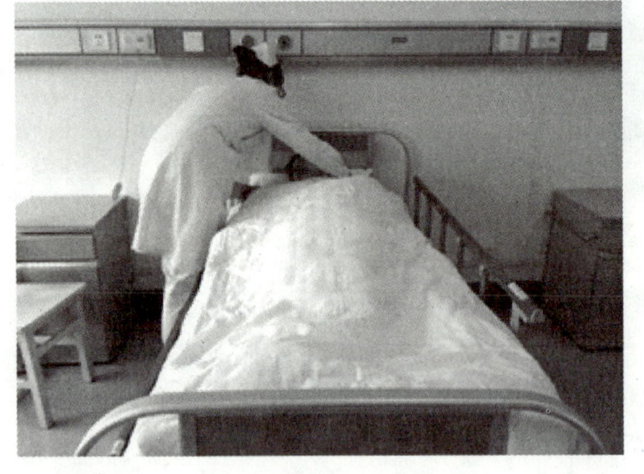	◇操作过程与患者沟通交流，观察患者面色，询问有无不适
8. 松对侧污单 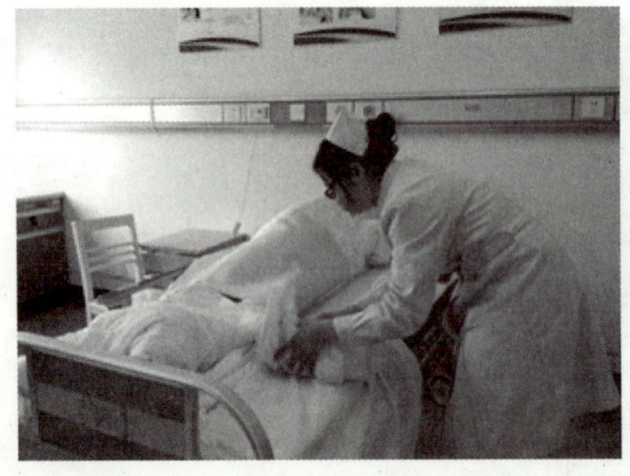	

续表

步骤	要点与难点
9. 同法清扫对侧橡胶单和床褥，铺对侧清洁大单、中单 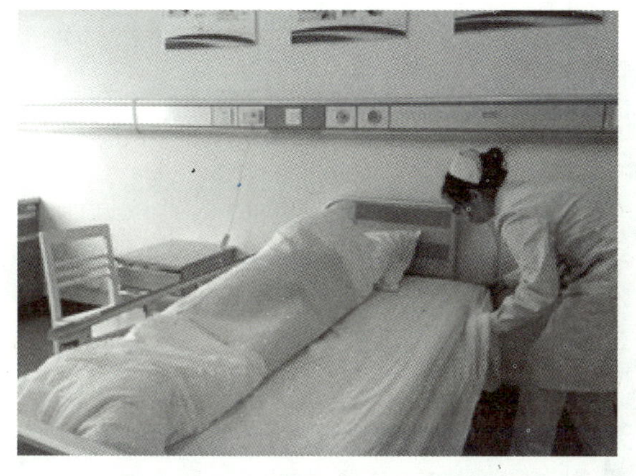 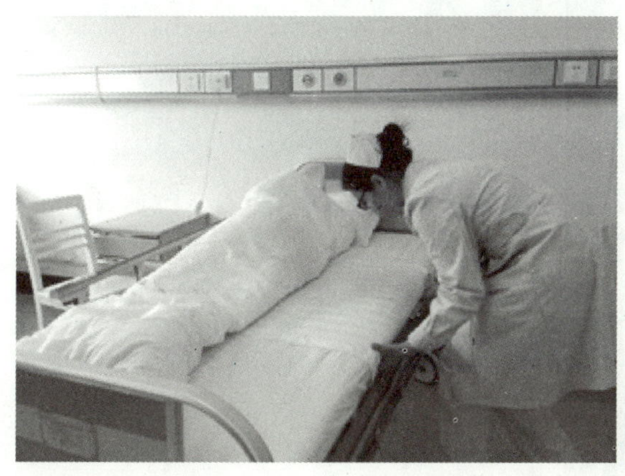 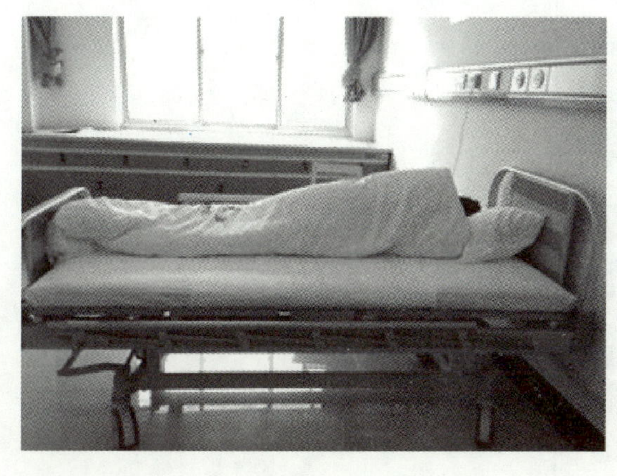	

续表

步骤	要点与难点
10. 协助患者平卧 11. 套被套 (1)同备用床法将被套平铺于盖被上。 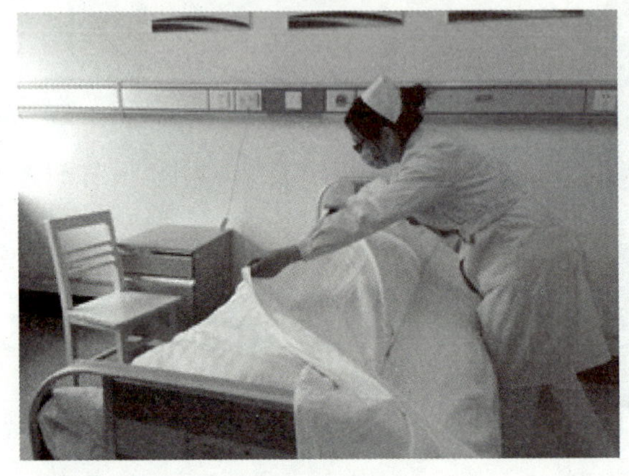	
(2)从污被套内将棉胎取出，装入清洁被套内，同备用床法将棉胎展平。 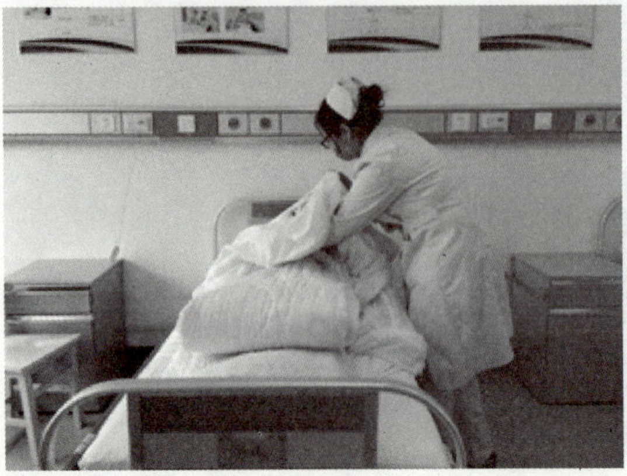 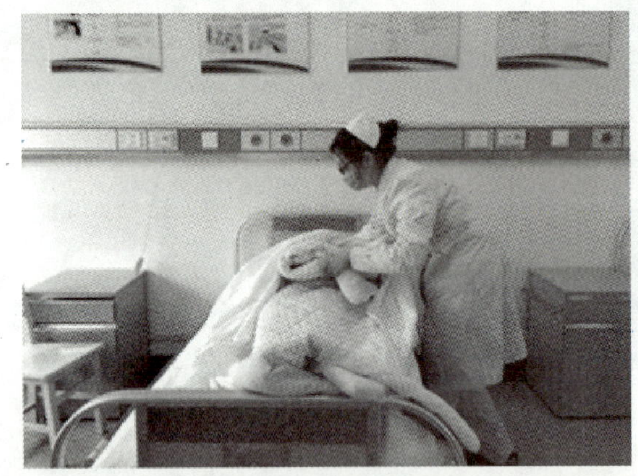	◇避免棉胎接触患者皮肤

续表

步骤	要点与难点
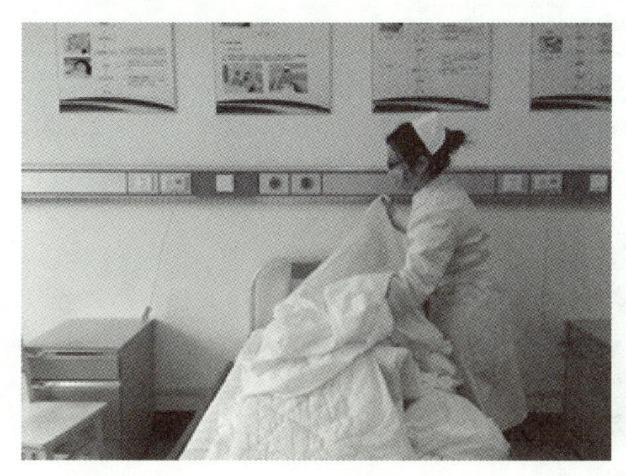 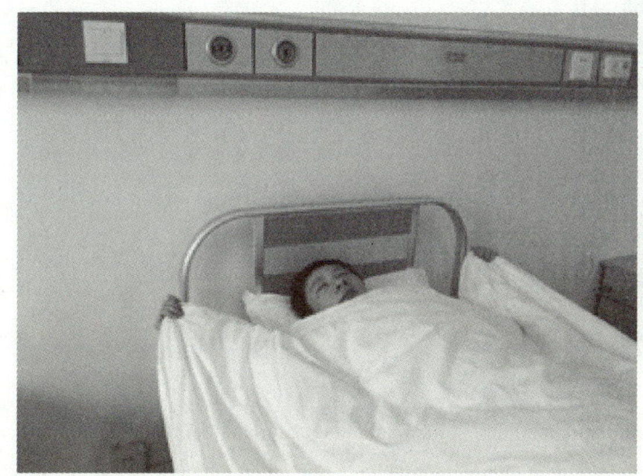	◇清醒患者可配合抓住被头两角，配合操作
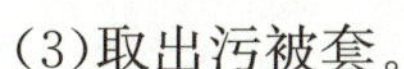(3)取出污被套。 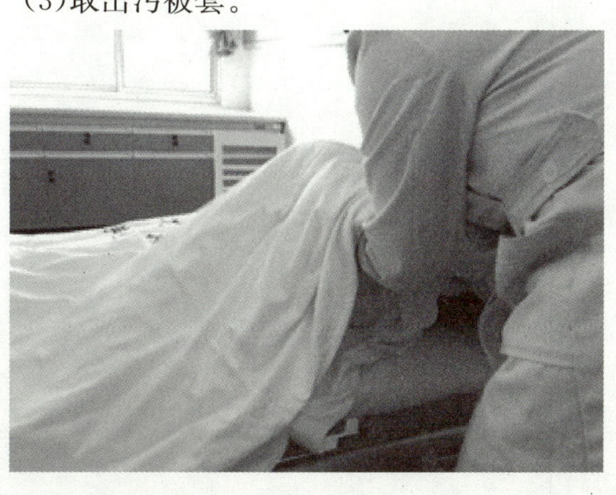	◇避免脱、拉、拽等

续表

步骤 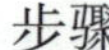	要点与难点 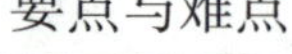
(4)折被筒。 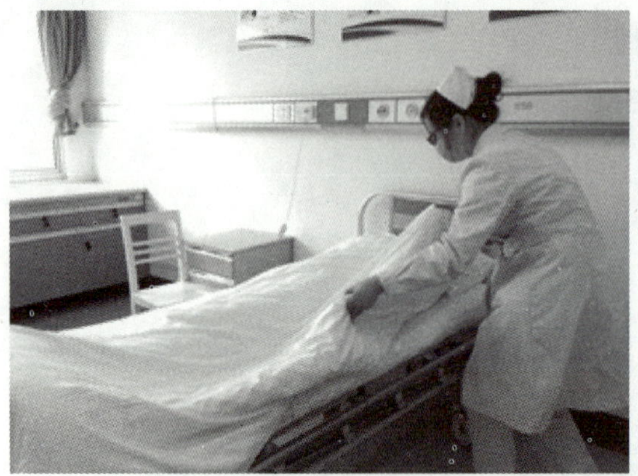 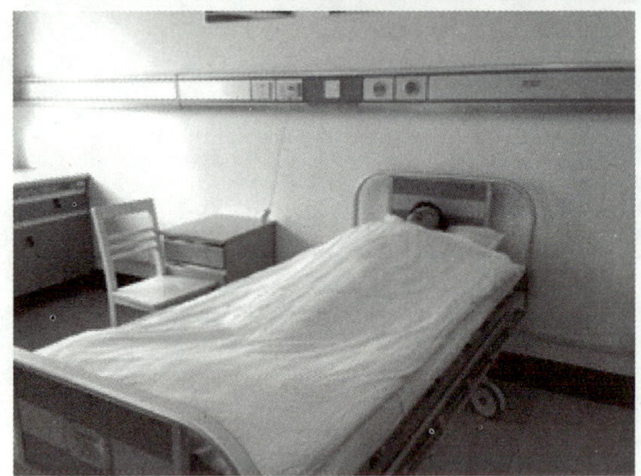	◇患者躺卧舒适 ◇病室整齐、美观
12. 更换枕套 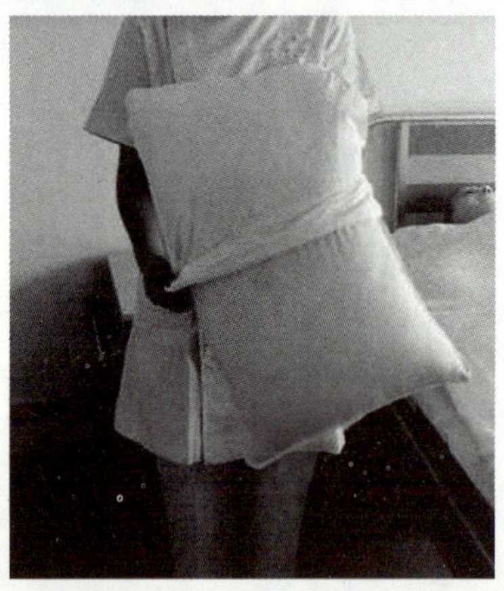	
13. 移回床旁桌椅，打开门窗通风	
14. 健康宣教	
15. 终末处置，洗手	

二、卧有患者更换床单操作评分标准

卧有患者更换床单操作评分标准

<table>
<tr><td colspan="3">序号：__________　　姓名：__________得分：__________</td><td>实分</td><td>扣分</td></tr>
<tr><td rowspan="2">目的
（5 分）</td><td colspan="2">1. 促进病床清洁、干燥；保持病房整洁、美观</td><td>2</td><td></td></tr>
<tr><td colspan="2">2. 促进患者舒适，预防压疮等并发症</td><td>3</td><td></td></tr>
<tr><td rowspan="8">评估
（10 分）</td><td colspan="2">1. 患者的病情，有无活动限制</td><td>2</td><td></td></tr>
<tr><td colspan="2">2. 是否需要便器</td><td>1</td><td></td></tr>
<tr><td colspan="2">3. 是否需要更换衣裤</td><td>1</td><td></td></tr>
<tr><td colspan="2">4. 床单元的清洁程度</td><td>1</td><td></td></tr>
<tr><td colspan="2">5. 床支架是否支撑</td><td>1</td><td></td></tr>
<tr><td colspan="2">6. 环境是否安全以及室内温度</td><td>1</td><td></td></tr>
<tr><td colspan="2">7. 患者的心理反应及理解程度</td><td>1</td><td></td></tr>
<tr><td colspan="2">8. 解释操作目的</td><td>2</td><td></td></tr>
<tr><td rowspan="6">准备
（5 分）</td><td colspan="2">1. 护士：必要时戴手套</td><td>0.5</td><td></td></tr>
<tr><td colspan="2">2. 患者：必要时协助排便</td><td>0.5</td><td></td></tr>
<tr><td rowspan="3">3. 环境</td><td>a. 病室内无患者在进行治疗或进餐</td><td>1</td><td></td></tr>
<tr><td>b. 酌情关门窗、调节室温</td><td>1</td><td></td></tr>
<tr><td>c. 必要时遮挡患者</td><td>1</td><td></td></tr>
<tr><td colspan="2">4. 备物：大单、中单、被套、枕套、床刷及床套、衣裤(必要时)、护理车</td><td>1</td><td></td></tr>
<tr><td rowspan="12">流程
（60 分）</td><td colspan="2">移开床旁桌椅</td><td>1</td><td></td></tr>
<tr><td colspan="2">放平床头、床尾支架</td><td>1</td><td></td></tr>
<tr><td rowspan="7">铺近侧床基
（13 分）</td><td>1. 拉起对侧护栏，移枕于对侧；协助患者翻身，背对护士；观察患者面色，询问有无不适，是否保暖</td><td>2</td><td></td></tr>
<tr><td>2. 松近侧各单</td><td>1</td><td></td></tr>
<tr><td>3. 中单卷起塞于患者身下，橡胶单去尘后搭在患者身上</td><td>2</td><td></td></tr>
<tr><td>4. 大单卷起塞于患者身下，床垫去尘</td><td>2</td><td></td></tr>
<tr><td>5. 清洁大单中线与床中线对齐，对侧 1/2 塞于污大单下</td><td>2</td><td></td></tr>
<tr><td>6. 铺近侧床基</td><td>2</td><td></td></tr>
<tr><td>7. 放平橡胶单，铺中单，对侧 1/2 塞于患者身下</td><td>2</td><td></td></tr>
<tr><td rowspan="3">铺对侧床基
（12 分）</td><td>1. 移枕于近侧，协助患者翻身，面对护士，拉起近侧护栏；观察患者面色，询问有无不适；是否保暖</td><td>2</td><td></td></tr>
<tr><td>2. 撤污中单，橡胶单去尘后搭在患者身上，撤污大单，床垫去尘</td><td>5</td><td></td></tr>
<tr><td>3. 依次将大单、橡胶单、中单拉平铺好</td><td>5</td><td></td></tr>
</table>

续表

<table>
<tr><td colspan="3">序号：__________　　姓名：__________得分：__________</td><td>实分</td><td>扣分</td></tr>
<tr><td rowspan="13">流程
（60 分）</td><td rowspan="7">套被套
（22 分）</td><td>1. 移枕至床头中央，帮助患者仰卧，观察患者面色，询问有无不适</td><td>2</td><td></td></tr>
<tr><td>2. 清洁被套正面在外铺于盖被上，打开下 1/3 处</td><td>2</td><td></td></tr>
<tr><td>3. 棉胎在污被套内折成“S”形　（符合患者舒适需求）</td><td>4</td><td></td></tr>
<tr><td>4. 取出棉胎置于清洁被套下 1/3 处</td><td>3</td><td></td></tr>
<tr><td>5. 棉胎与被套吻合</td><td>4</td><td></td></tr>
<tr><td>6. 撤出污被套</td><td>3</td><td></td></tr>
<tr><td>7. 盖被折成被筒，尾端塞于床垫下或内折平床尾</td><td>4</td><td></td></tr>
<tr><td rowspan="3">套枕套
（5 分）</td><td>1. 一手托起患者头颈部，另一手取出枕头</td><td>2</td><td></td></tr>
<tr><td>2. 撤去污枕套，套上清洁枕套</td><td>2</td><td></td></tr>
<tr><td>3. 枕头置于患者头下</td><td>1</td><td></td></tr>
<tr><td colspan="2">安置患者</td><td>2</td><td></td></tr>
<tr><td colspan="2">移回床旁桌椅，开窗通风</td><td>2</td><td></td></tr>
<tr><td colspan="2">终末处理</td><td>2</td><td></td></tr>
<tr><td rowspan="4">注意事项
（10 分）</td><td colspan="2">1. 协助患者翻身时，不得有拖、拉、推等动作，应利用力学原理</td><td>3</td><td></td></tr>
<tr><td colspan="2">2. 操作中注意节力原则：动作轻柔、幅度小，避免灰尘飞扬</td><td>2.5</td><td></td></tr>
<tr><td colspan="2">3. 中单要遮盖橡胶单，避免橡胶单与患者皮肤直接接触</td><td>2</td><td></td></tr>
<tr><td colspan="2">4. 操作中注意观察患者病情、保暖以及患者隐私</td><td>2.5</td><td></td></tr>
<tr><td rowspan="5">评价
（10 分）</td><td colspan="2">1. 注意患者保暖，安全舒适，观察患者病情变化</td><td>2</td><td></td></tr>
<tr><td colspan="2">2. 患者理解操作目的，配合操作</td><td>2</td><td></td></tr>
<tr><td colspan="2">3. 床单平紧</td><td>2</td><td></td></tr>
<tr><td colspan="2">4. 棉胎与被套吻合好，被头充实，盖被平整，两边内折对称</td><td>2</td><td></td></tr>
<tr><td colspan="2">5. 注意节力原则</td><td>2</td><td></td></tr>
</table>

实训四　患者搬运

一、患者搬运实训指导

(一)轮椅运送

【目的】

运送不能行走的患者。

【评估】

1. 患者下肢溃疡、浮肿、疾病的需要，年老体弱需外出活动不能行走者。
2. 患者的合作程度，并向患者解释运送过程以取得配合。
3. 检查轮椅各部位的性能是否良好。

【操作前准备】

1. 护士准备　衣帽整洁、修剪指甲、洗手、戴口罩。
2. 用物准备　轮椅，按季节备毛毯、别针、外衣。
3. 患者准备　了解搬运的步骤及配合方法。

【操作步骤】

步骤	要点与难点
1. 检查与核对 检查轮椅性能，将轮椅推至患者床旁，核对患者床号、姓名。	检查轮椅：车轮、椅座、椅背、脚踏板、制动闸等各部件性能，保证安全
2. 放置轮椅 椅背与床尾齐平，椅面朝向床头，搬制动闸将轮椅制动，翻起脚踏板。 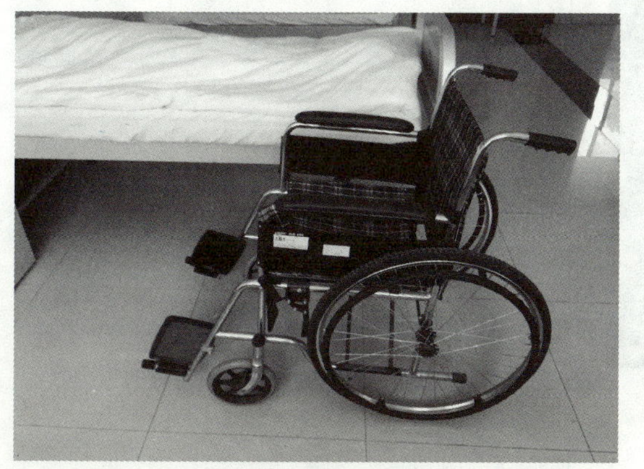	◇缩短距离，便于患者坐入轮椅 ◇防止轮椅滑动 ◇根据季节需要准备毛毯，毛毯平铺于轮椅上

续表

步骤	要点与难点
3. 患者上轮椅前的准备 (1)撤掉盖被，扶患者坐起。 (2)协助患者穿衣、裤、袜子。 (3)嘱患者以手掌撑在床面上，双足垂床缘，维持坐姿。	◇寒冷季节注意患者保暖
4. 协助患者上轮椅 (1)嘱患者双手置于护士肩上，护士双手环抱患者腰部，协助患者下床。 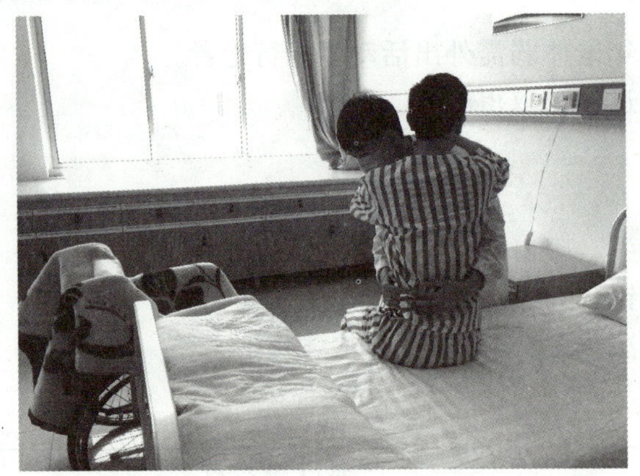	◇询问、观察患者有无眩晕和不适
(2)协助患者转身，嘱患者用手扶住轮椅把手，坐于轮椅中。 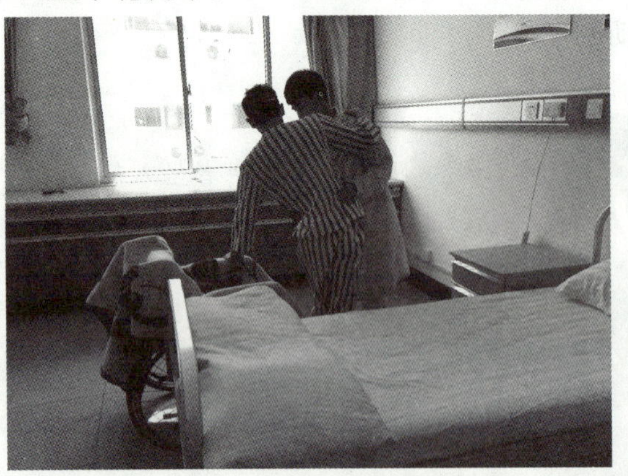	◇嘱患者抓紧轮椅扶手

续表

<table>
<tr><th>步骤</th><th>要点与难点</th></tr>
<tr><td>(3)翻下脚踏板，协助患者将双足置于踏板上，寒冷季节用毛毯为患者保暖。
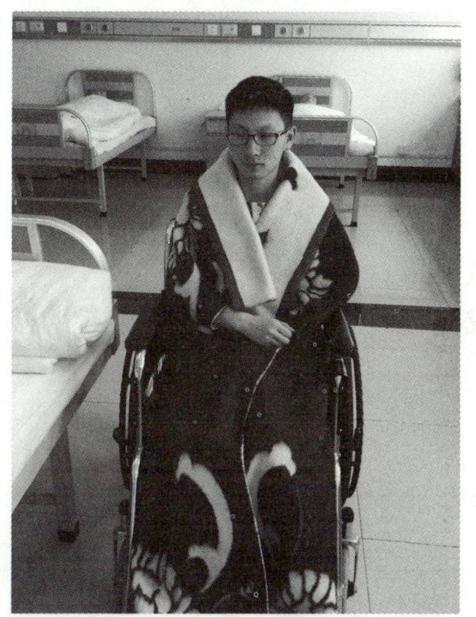</td><td>◇将毛毯上端围在患者颈部，别针固定；两侧围裹患者双臂，用别针固定；再用余下部分围裹患者上身、下肢和双足，避免患者受凉</td></tr>
<tr><td>(4)整理床单位，铺成暂空床。
(5)观察患者，确定无不适后，放松制动闸，推患者至目的地。
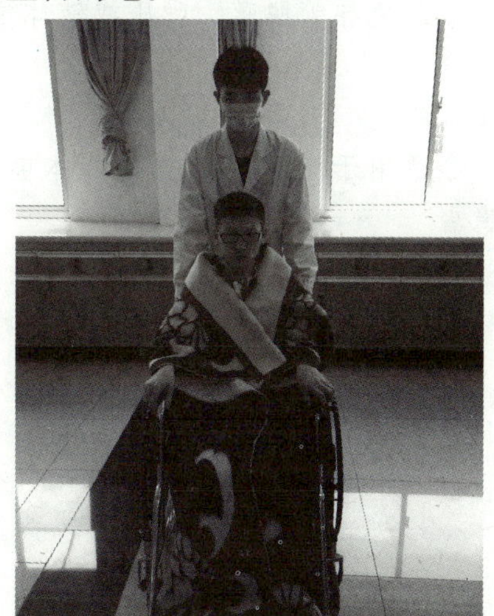</td><td>◇推行中注意患者病情变化
◇过门槛时，跷起前轮，避免过大震动
◇下坡时，嘱患者抓紧扶手，保证患者安全</td></tr>
<tr><td>5. 协助患者下轮椅
(1)将轮椅推至床尾，使椅背与床尾平齐，患者面向床头。
(2)扳制动闸将轮椅制动，翻起脚踏板。</td><td>◇防止患者摔倒</td></tr>
<tr><td>(3)解除患者身上毛毯。
(4)协助患者站起、转身坐于床缘。
(5)协助患者脱去鞋子及保暖外衣，躺卧舒适。</td><td>◇观察患者病情</td></tr>
</table>

(二)平车运送

【目的】

运送不能起床的患者，做各种特殊检查、治疗、手术或转运。

【评估】

1. 患者体重、意识状态、病情及躯体活动能力。
2. 患者损伤的部位及理解合作程度。

【操作前准备】

1. 护士准备 衣帽整洁、修剪指甲、洗手、戴口罩。
2. 用物准备 平车(各部件性能良好)、毛毯或棉被。
3. 患者准备 了解搬运的步骤及配合方法。

【操作步骤】

步骤	要点与难点
1. 检查与核对 检查平车性能，将平车推至患者床旁，核对患者姓名、床号。	◇检查平车：车轮、车面、制动闸等各部件性能，保证安全
2. 安置患者身上的导管	◇避免导管脱落、受压或液体逆流
3. 搬运患者	
△ 一人搬运法 (1)推平车至患者床旁，大轮端靠近床尾，使平车与床成钝角，将制动闸制动。 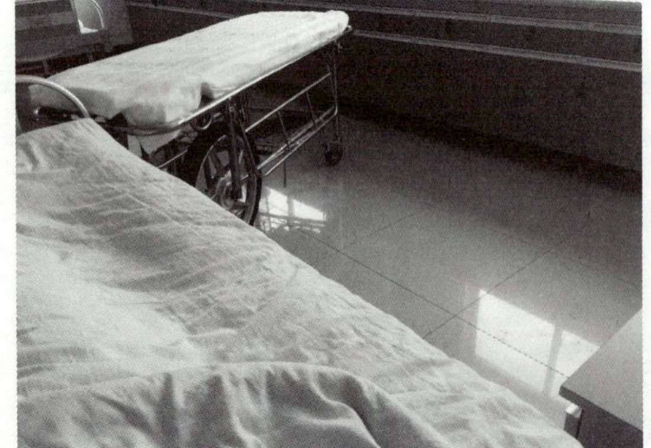 (2)松开盖被，协助患者穿好衣服。	◇适用于上肢活动自如，体重较轻的患者 ◇缩短搬运距离，节力

续表

<table>
<tr><th>步骤</th><th>要点与难点</th></tr>
<tr><td>(3)搬运者一臂自患者近侧腋下伸入至对侧肩部，另一臂伸入患者臀下；患者双臂过搬运者肩部，双手交叉于搬运者颈后。
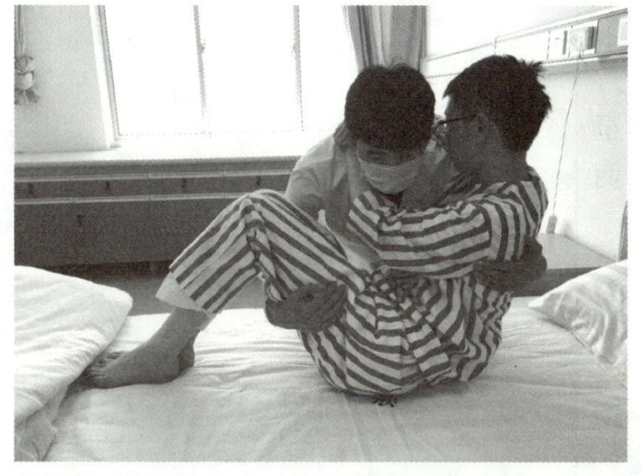
(4)搬运者抱起患者，稳步移动将患者并放于平车中央，盖好盖被。
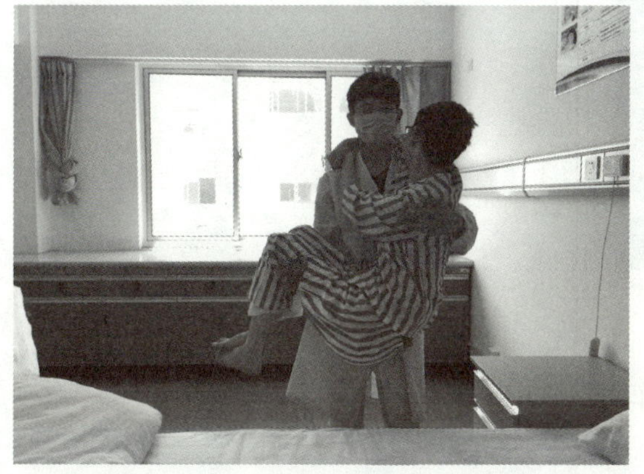
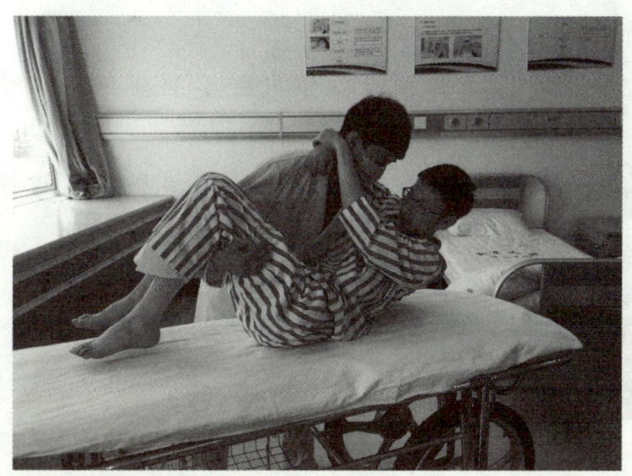</td><td>◇搬运者双下肢前后分开站立，扩大支撑面；略屈膝屈髋，降低重心，便于转身</td></tr>
</table>

续表

步骤	要点与难点
△二人搬运法 (1)同一人搬运法步骤(1)～(2)。 (2)搬运者甲、乙二人站在同侧床旁，协助患者将上肢交叉于胸前。 (3)搬运者甲一手伸至患者头、颈、肩下方，另一手伸至患者腰部下方；搬运者乙一手伸至患者臀部下方，另一手伸至患者膝部下方，两人同时抬起患者至近侧床缘。 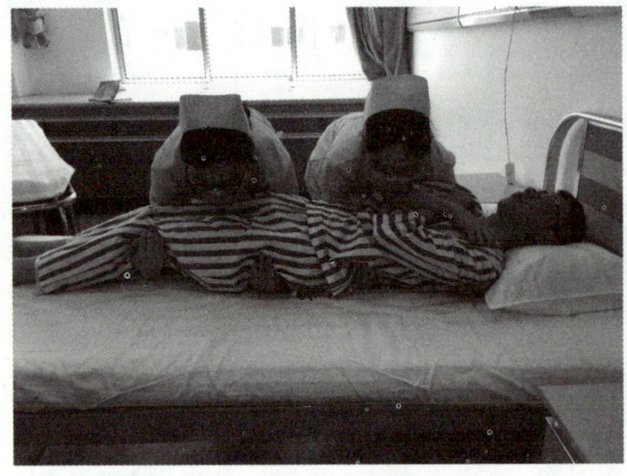 (4)甲、乙二人同时抬起患者稳步向平车处移动，将患者放于平车中央，盖好盖被。 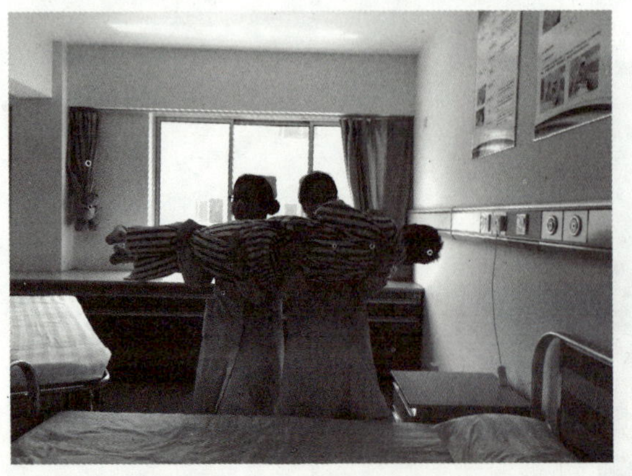	◇适用于不能活动，体重较重的患者 ◇搬运者甲应使患者头部处于较高位置，减轻不适 ◇抬起患者时，应尽量使患者靠近搬运者身体，节力

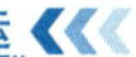
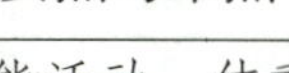

续表

<table>
<tr><th>步骤</th><th>要点与难点</th></tr>
<tr><td>△三人搬运法
(1)同一人搬运法步骤(1)～(2)。
(2)搬运者甲、乙、丙三人站在同侧床旁，协助患者将上肢交叉于胸前。
(3)搬运者甲双手托住患者头、颈、肩及胸部；搬运者乙双手托住患者背、腰、臀部；搬运者丙双手托住患者膝部及双足；三人同时抬起患者至近侧床缘。
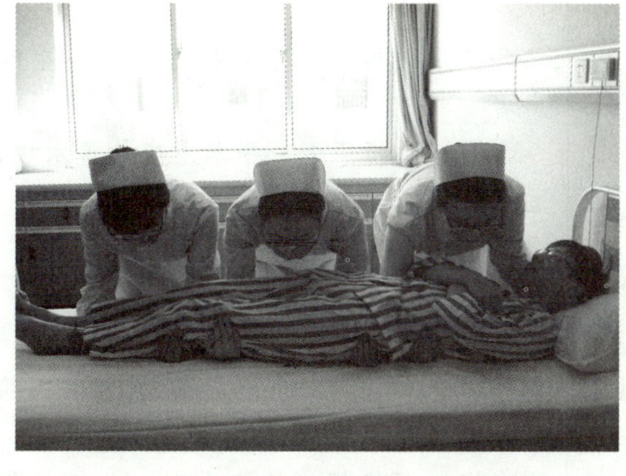
(4)甲、乙、丙三人同时抬起患者稳步向平车处移动，将患者放于平车中央，盖好盖被。
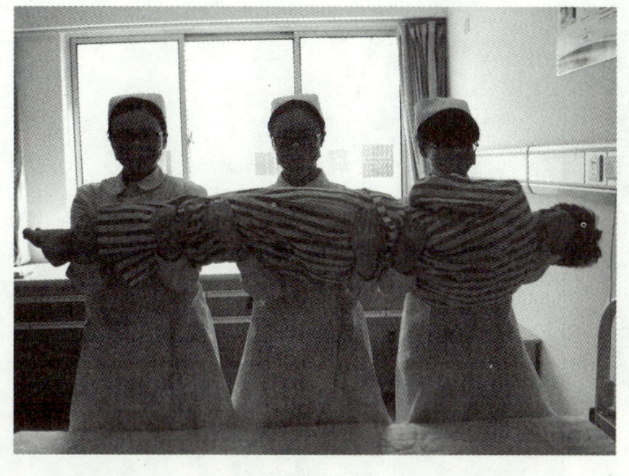</td><td>◇适用于不能活动，体重超重的患者
◇搬运者甲应使患者头部处于较高位置，减轻不适</td></tr>
</table>

续表

步骤	要点与难点
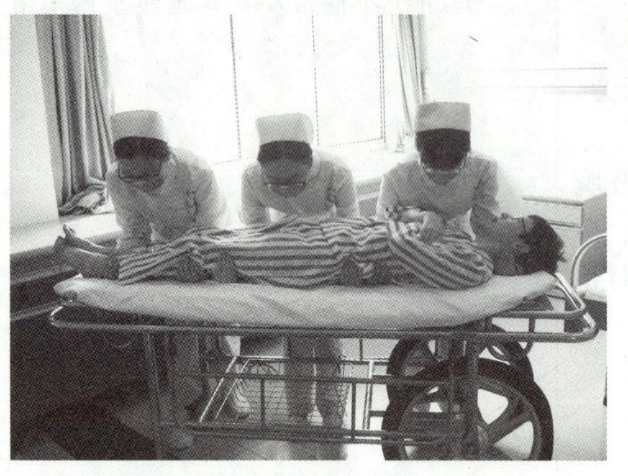	◇三人同时抬起患者，应保持平稳移动，减少意外伤害
△四人搬运法 (1)将平车推至床旁与床平行，大轮靠近床头，将制动闸制动。 (2)搬运者甲、乙分别站于床头和床尾，搬运者丙、丁分别站于病床和平车的一侧。 (3)将帆布兜或中单放于患者腰、臀部下方。 (4)搬运者甲抬起患者的头、颈、肩；搬运者乙抬起患者的双足；搬运者丙、丁分别抓住帆布兜或中单四角四人同时抬起患者向平车处移动，将患者放于平车中央，盖好盖被。	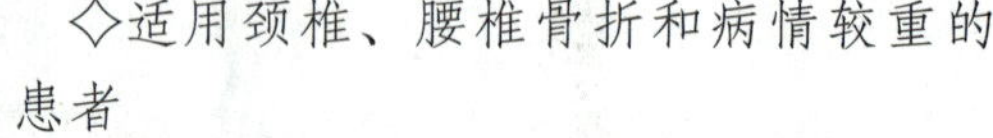 ◇适用颈椎、腰椎骨折和病情较重的患者 ◇搬运骨折患者，平车上应放置木板，固定好骨折部位 ◇帆布兜或中单能承受患者的体重 ◇搬运者应协调一致，搬运者甲应随时观察患者的病情变化 ◇搬运颈椎损伤的患者时，头部应保持中立位
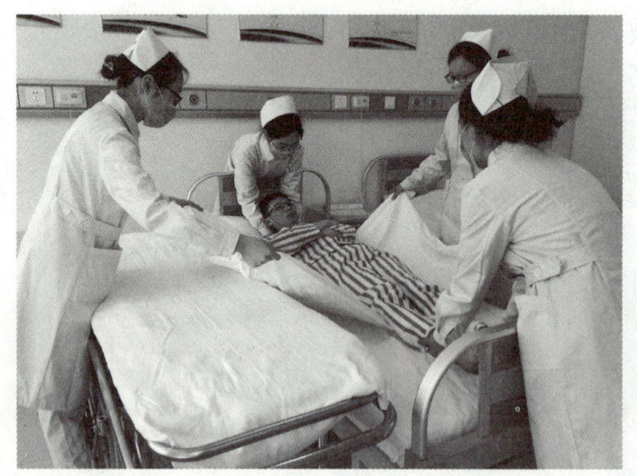	

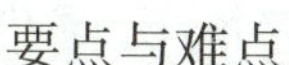

续表

步骤	要点与难点
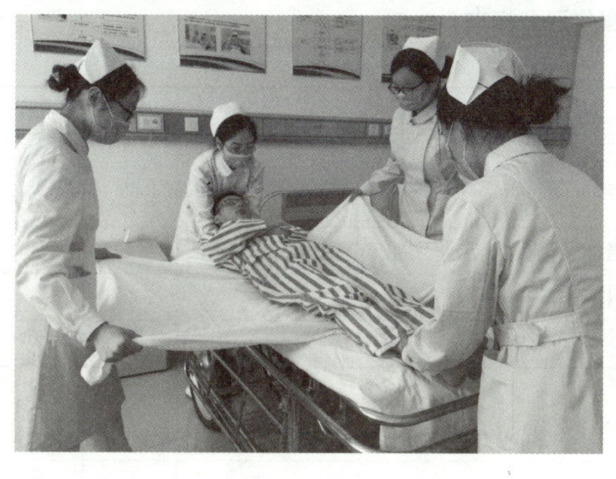	◇患者平卧于平车中央，避免碰撞
4. 铺暂空床	◇保持病室整齐、美观
5. 运送患者 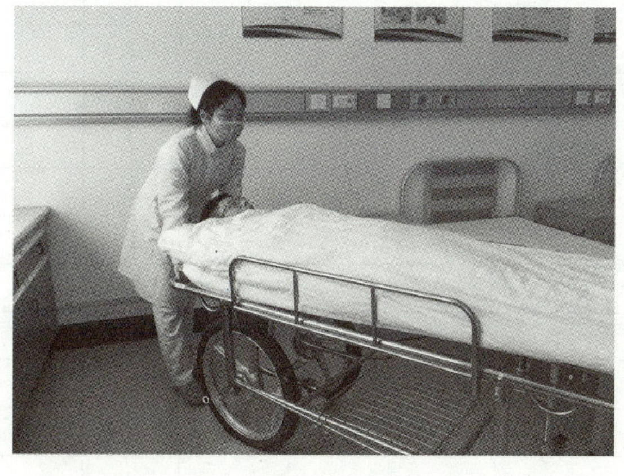	◇推行中，平车小轮端在前，转弯灵活；速度不可过快 ◇上、下坡时，患者头部应位于高处，减轻患者不适 ◇进、出门时，避免碰撞房门 ◇保持输液管、引流管通畅 ◇颅脑损伤、额面部外伤以及昏迷患者，应将头偏向一侧

二、 患者搬运操作评分标准

患者搬运操作评分标准

(一)轮椅运送

序号：______ 姓名：______ 总分：______		实分	扣分
目的（5 分）	运送不能行走的患者	5	
评估（10 分）	1. 患者下肢溃疡、浮肿、疾病的需要，年老体弱需外出活动不能行走者	4	
	2. 患者的合作程度并向患者解释运送过程以取得配合	3	
	3. 检查轮椅各部位的性能是否良好	3	
准备（5 分）	轮椅，按季节备毛毯、别针、外衣	5	
流程（60 分）	1. 推轮椅至床旁	2	
	2. 协助患者下床：		
	轮椅背与床尾平齐，面向床头	1	
	固定刹车	4	
	翻起脚踏板	2	
	需用毛毯时，将毛毯单层平铺椅上，使毛毯上端高过患者 15 cm，以手把为基点	2	
	扶患者坐起、穿衣、穿鞋、下地	2	
	妥善安置患者坐床旁椅上	2	
	撤盖被至床尾成暂空床	2	
	3. 安置患者坐轮椅：		
	协助患者扶椅子的扶手，向后坐并靠椅背	4	
	毛毯上端沿病员颈部向外翻折 10 cm	2	
	别针固定成大衣翻领状	2	
	围两臂成袖筒	4	
	别针于腕部固定	2	
	前胸不得外露	4	
	用毛毯将上身和腰部围好，别针固定好	4	
	翻下脚踏板，脱鞋并将双下肢及双脚包好放在脚踏板上	2	
	鞋子装入椅前袋内	1	
	4. 病员上床时，下轮椅法同上轮椅法	10	
	5. 安置好患者，注意有何不适	2	
	6. 整理床单位	2	
	7. 退回轮椅，固定刹车	2	
	8. 洗手记录	2	

续表

序号：________　姓名：________　总分：________		实分	扣分
注意事项（10分）	1. 经常检查轮椅，保持各部位完好，随时取用	2	
	2. 推轮椅下坡时速度要慢，妥善安置患者体位，保证安全	3	
	3. 患者如有下肢浮肿、溃疡或关节疼痛，可在轮椅脚踏板上垫一软枕	2	
	4. 注意观察患者面色和脉搏，有无疲劳、头晕等不适	3	
评价（10分）	1. 搬运安全、顺利，患者主动配合	5	
	2. 患者舒适，及时发现病情变化	5	

（二）平车运送

序号：________　姓名：________　总分：________		实分	扣分
目的（5分）	运送不能行走的患者	5	
评估（10分）	1. 患者的病情、治疗、体重与躯体活动能力	4	
	2. 患者的合作程度并做好解释	3	
	3. 平车的性能	3	
准备（5分）	用物：平车（上置以被单和橡胶单包好的垫子和枕头），带套的毛毯或棉被，必要时备氧气袋、输液架、木板和中单	5	
流程（60分）	1. 移开床旁椅	5	
	2. 将各种导管妥善放置，避免移动中滑脱	5	
	3. 搬运患者：		
	推平车至患者床旁，按照不同搬运法将平车与床成钝角或平行，将制动闸止动	6	
	根据患者情况选择合适搬运方法	6	
	按照不同搬运方法正确搬运患者	12	
	将患者卧于平车中央，安置患者于舒适、安全的卧位	6	
	4. 重新检查各种导管	5	
	5. 盖好被子	5	
	6. 整理床单元	5	
	7. 松开平车刹车，推至指定地点	5	
注意事项（10分）	1. 搬运患者时妥善安置导管，避免脱落、受压或液体逆流	2	
	2. 搬运过程中注意节力原则	2	
	3. 上下坡时患者保持头高位，以减少不适	2	
	4. 搬运过程中注意观察病情变化，颅脑损伤、额面部外伤及昏迷的患者，应将头偏向一侧	2	
	5. 在搬运患者过程中保证输液和引流的通畅	2	
评价（10分）	1. 搬运轻、稳、准确，患者安全、舒适、无损伤	5	
	2. 患者的持续性治疗未受影响	5	

实训五　无菌技术

一、无菌技术实训指导

【目的】

1. 无菌持物钳用于取放和传递无菌物品。
2. 无菌容器用于盛放无菌物品并保持其无菌状态。
3. 取出并使用无菌物品。
4. 取出并使用无菌溶液。
5. 无菌盘用于提供无菌区，放置无菌物品。

【评估】

1. 操作目的。
2. 操作环境是否整洁、宽敞、台面是否干燥。
3. 物品：需要的无菌物品种类、名称、失效期。
　　是否核对无菌溶液的种类、检查无菌溶液及瓶身的清洁度。
　　治疗盘和无菌巾大小是否合适，治疗盘是否干燥、清洁。
　　无菌手套大小型号，是否需要修剪指甲。

【操作前准备】

1. 护士准备　护士洗手、戴口罩、帽子、衣着整洁，修剪指甲。

2. 环境准备　清洁、宽敞、明亮、定期消毒。

3. 物品准备　明确无菌物品与非无菌物品、无菌巾包、无菌干燥罐内的无菌持物钳、无菌容器内放纱布、无菌溶液、无菌碗包、无菌手套包(内有无菌滑石粉)治疗盘、弯盘、棉签、消毒溶液、笔、纸、开瓶器。

【操作步骤】

步骤	要点与难点
1. 铺无菌盘 (1)检查部分：无菌巾包名称、有效期；无菌巾包是否包裹完好、有无潮湿或破损。	

续表

<table>
<tr><th>步骤</th><th>要点与难点</th></tr>
<tr><td>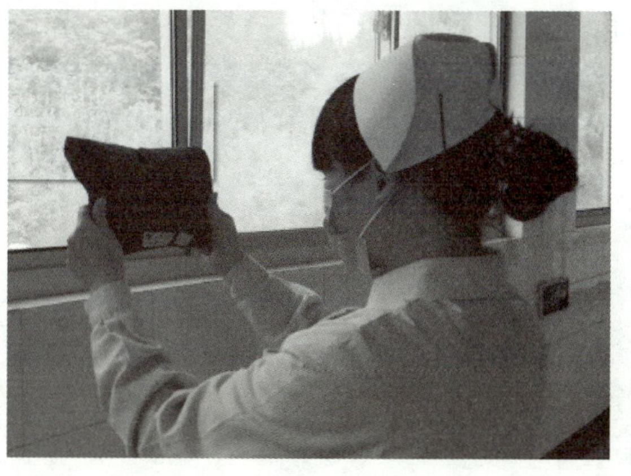
(2)打开无菌巾包：解开系带卷起放于包下，逐层打开无菌巾包。
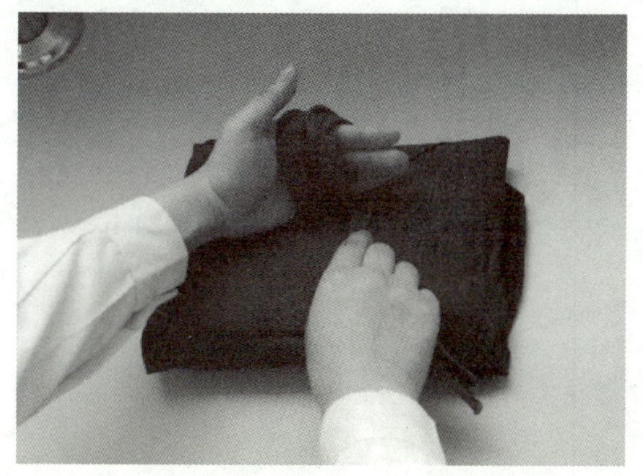
(3)取出无菌巾。
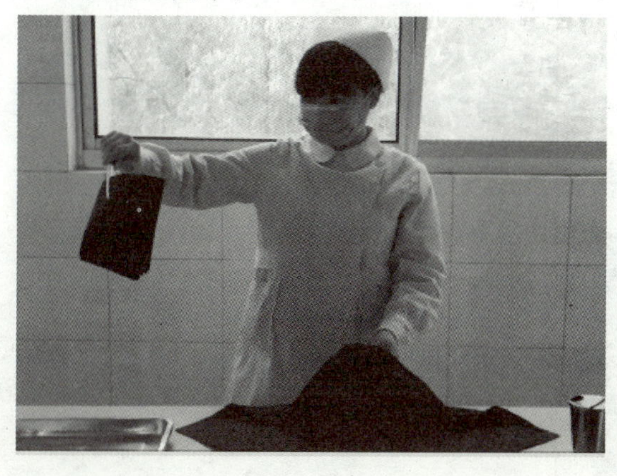</td><td>◇无菌包在未使用的情况下有效期为7 d，如超过有效期则不可使用

◇打开或关闭无菌巾包时，手不可触及无菌巾包的边缘及内面</td></tr>
</table>

续表

<table>
<tr><th>步骤</th><th>要点与难点</th></tr>
<tr><td>(4)关闭无菌巾包：按原折痕包好无菌巾包，系带横形缠绕，注明开包时间。
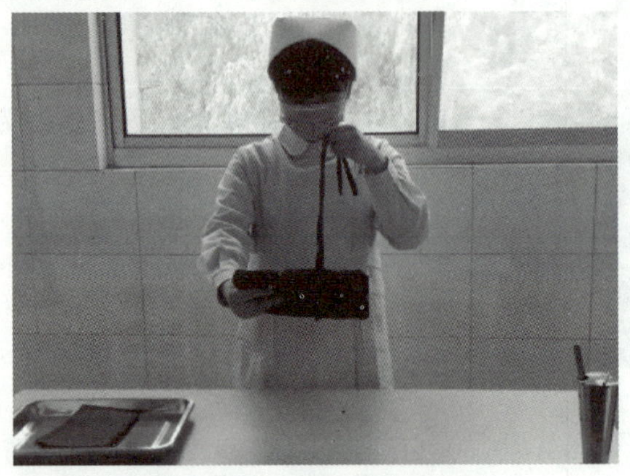
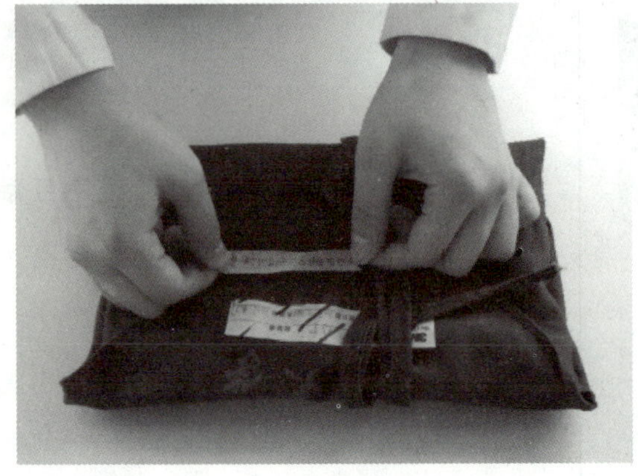
(5)铺无菌盘：双手持无菌巾上层两角外面抖开，对折铺于治疗盘上。
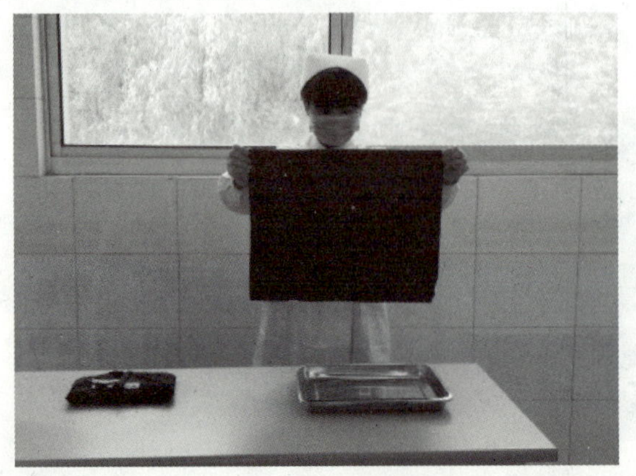</td><td>◇无菌巾开包后有效期为 24 h</td></tr>
</table>

续表

<table>
<tr><th>步骤</th><th>要点与难点</th></tr>
<tr><td>(6)扇形折叠上层无菌巾，边缘向外。
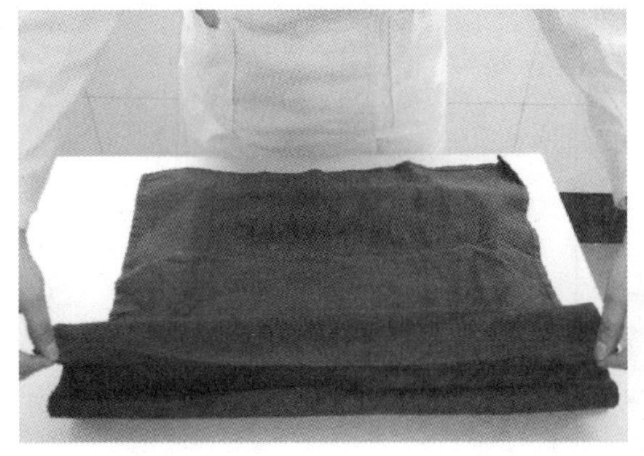
(7)放入无菌物品；拉平上层无菌巾，上下层边缘对齐。
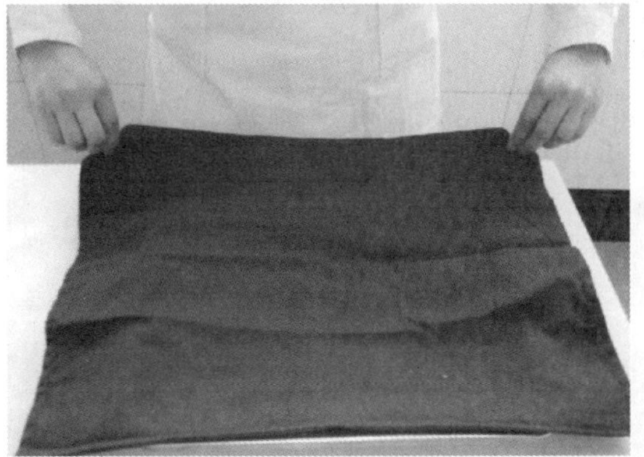
(8)开口处向上两折，两侧边缘向下一折。
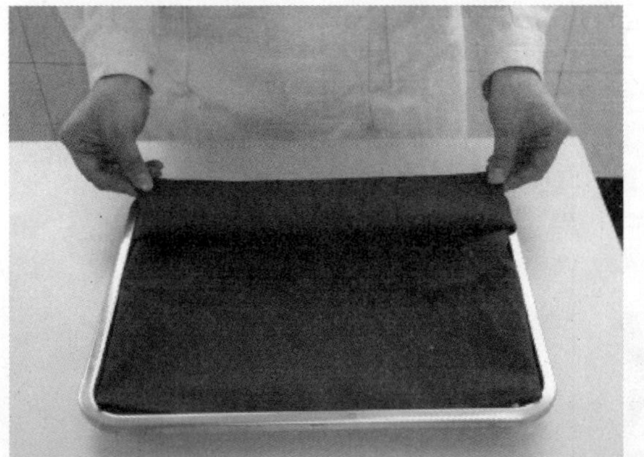
(9)注明铺盘时间。</td><td>◇注意手不可触及治疗巾的内面

◇铺好的治疗盘 4 h 内有效</td></tr>
</table>

续表

步骤	要点与难点
2. 打开一次性无菌包 (1)检查部分：无菌包名称、有效期；无菌包是否包裹完好、有无潮湿或破损。 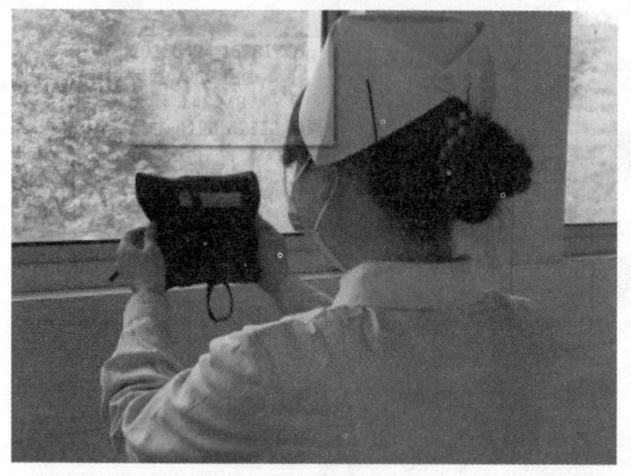 (2)打开无菌包：解开系带卷起；一手托住无菌包，在包布外抓住包内物品，系带夹于指缝中；另一手逐层打开无菌包，并抓住布包四角。 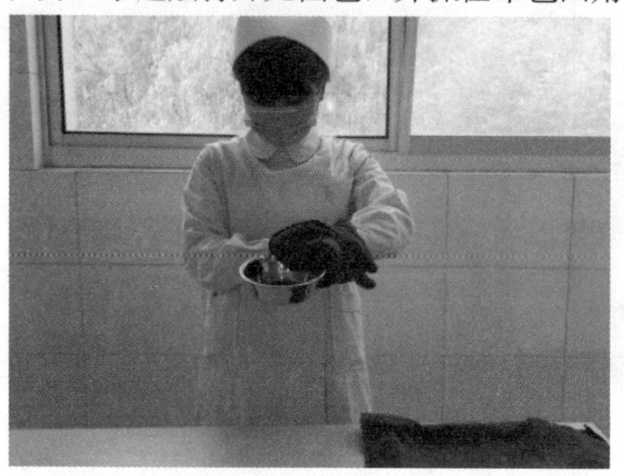	
(3)递送无菌物品：双手将无菌物品递送至无菌区，包布折叠放妥。 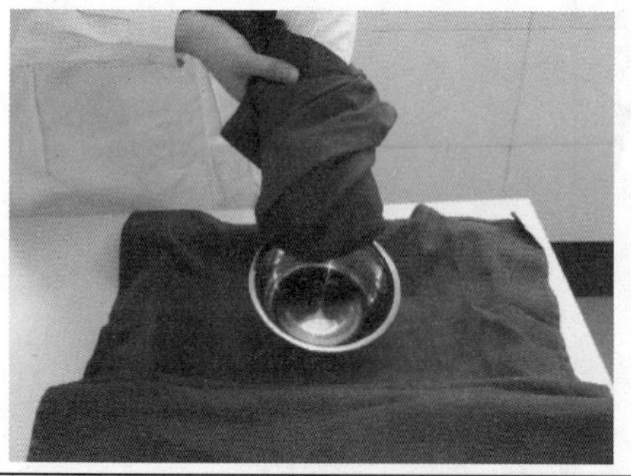	◇递送无菌物品时无菌面应朝向无菌区域

续表

步骤	要点与难点
3. 无菌持物钳及无菌容器的使用 (1)检查部分：有效期；无菌容器的密封性；无菌容器内装无菌物品的名称。 (2)取出无菌持物钳：打开无菌罐的上半盖，钳端闭合，垂直取出。 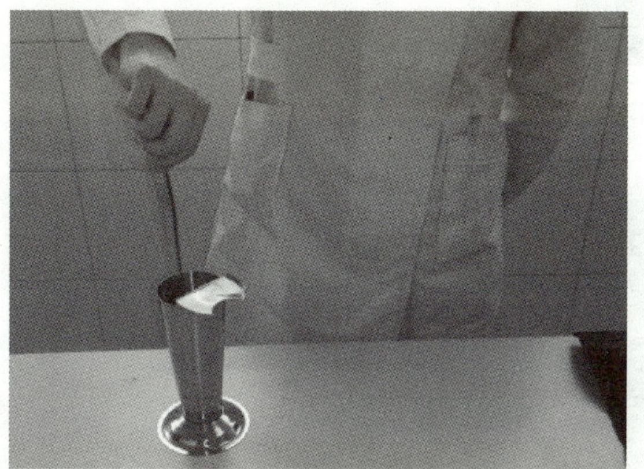 (3)取出无菌物品：打开容器盖，无菌面向上；取出无菌物品。 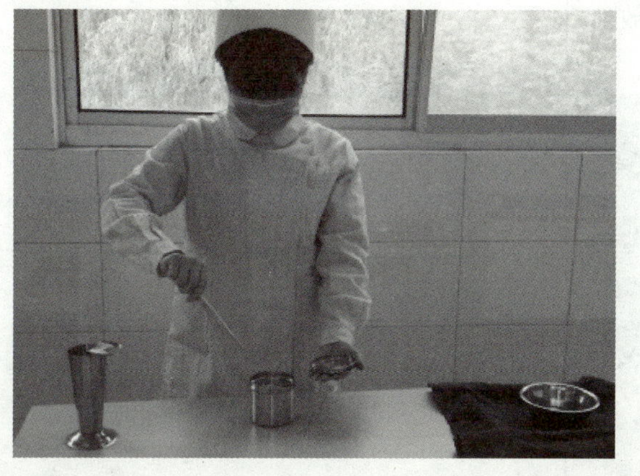	◇临床上常用的持物钳有三叉钳、卵圆钳和长短平镊三种，根据夹取物品的种类选择合适的持物钳 ◇使用无菌持物钳时，应始终保持钳端向下，且只能在腰部以上的视线范围内活动，防止在视线以外造成污染 ◇打开无菌容器盖时，手不可触及盖的内面，无菌容器打开后，内容物品有效期为 24 h

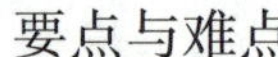

续表

步骤	要点与难点
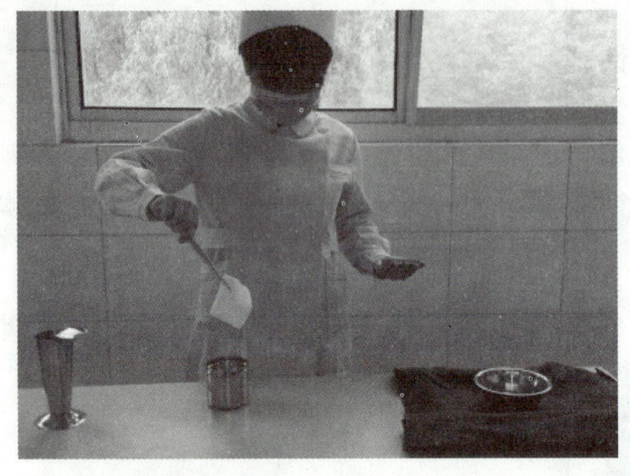	◇如到远处夹取物品，应将持物钳放入容器内一同搬移
(4)盖好容器盖。 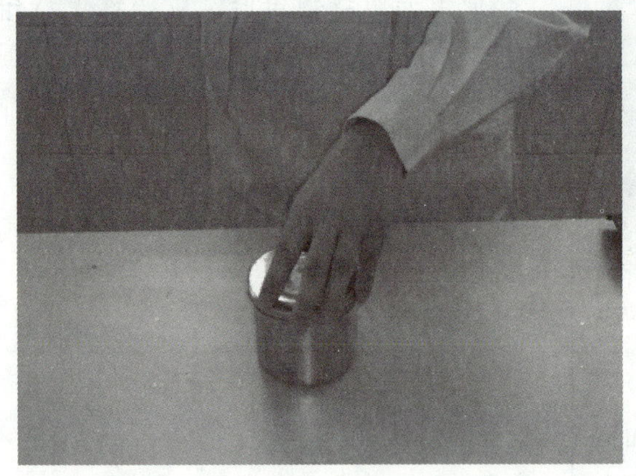	
(5)放回无菌持物钳：钳端闭合，垂直放入无菌罐内，盖好罐盖。 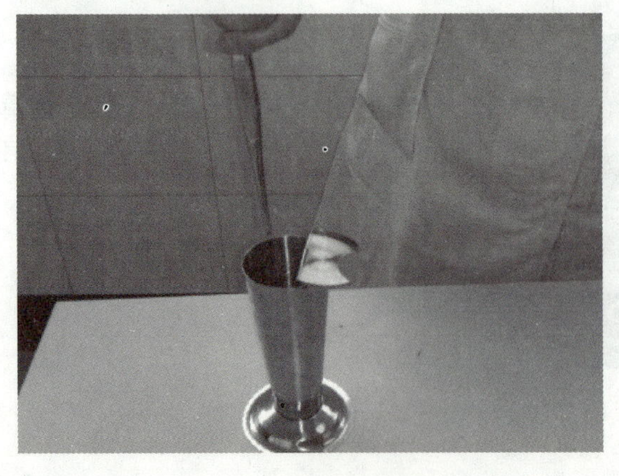	◇无菌持物钳使用后应立即放回容器内，避免在空气中暴露过久

续表

步骤	要点与难点
4. 取无菌溶液 (1)检查部分：检查瓶签(溶液名称、剂量、浓度、有效期)。 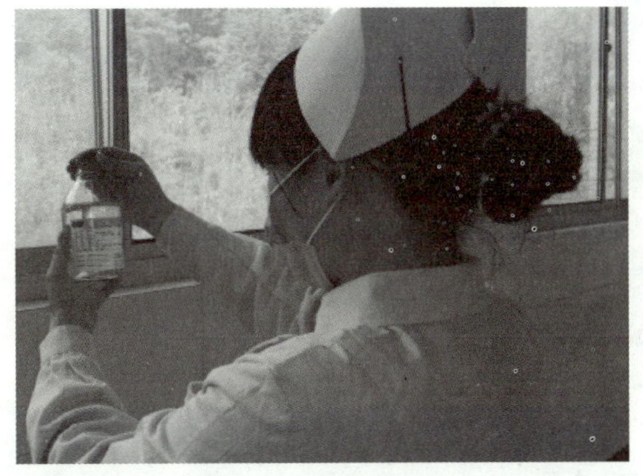 检查瓶盖有无松动，检查瓶身有无裂痕。 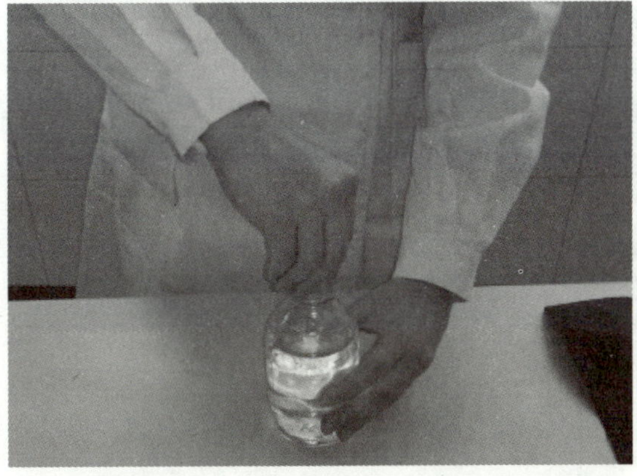 检查溶液有无沉淀、混浊、变质、变色。 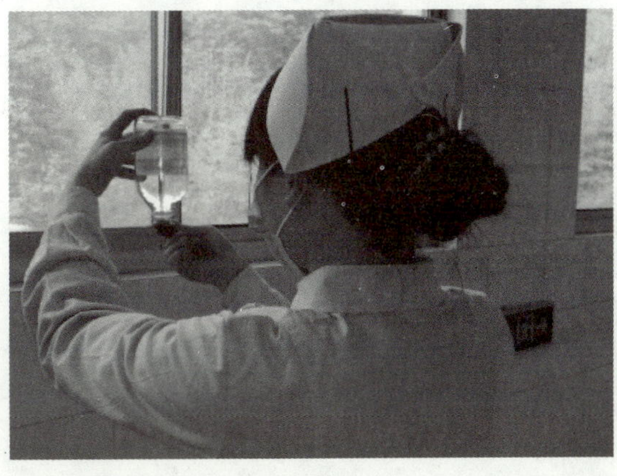	

续表

步骤	要点与难点
(2)消毒瓶塞边缘。 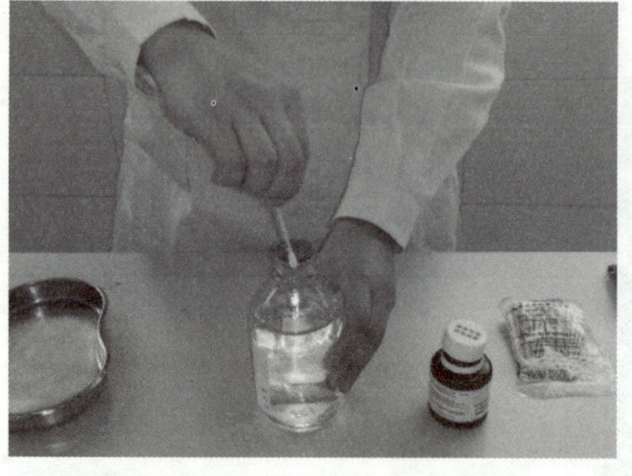 (3)倾倒无菌溶液：打开瓶盖，手持溶液瓶，瓶签向手心，旋转冲洗瓶口。 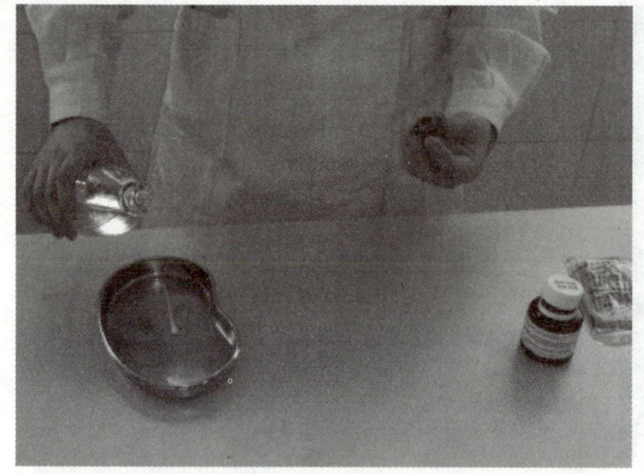 (4)由冲洗处倒出溶液。 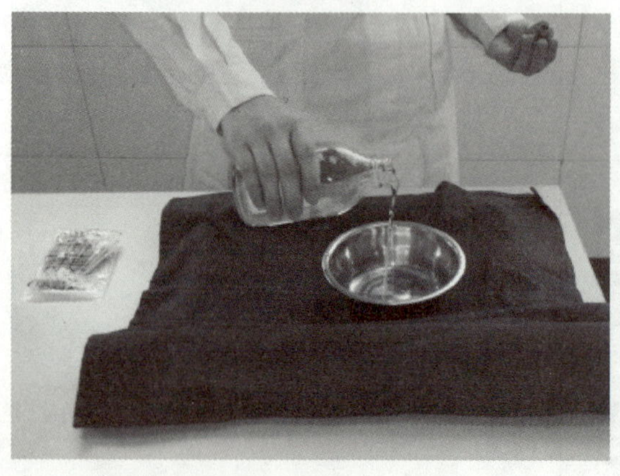	◇倒溶液时，瓶口不可触及其他物品，也不能将无菌物品伸入瓶内蘸取溶液，已倒出的溶液虽未使用，也不得倒回瓶内

续表

步骤	要点与难点
(5)盖好瓶塞，记录开瓶时间。 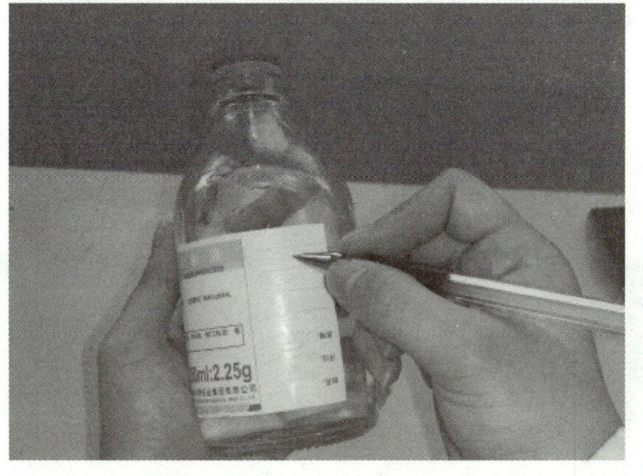	◇剩余溶液有效时间为 24 h
5. 戴、脱无菌手套 (1)洗手，检查无菌手套有效期及手套尺码。 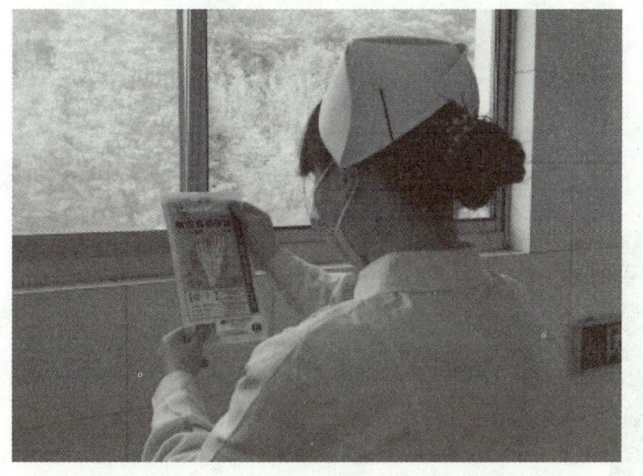 (2)打开手套袋，用滑石粉润滑双手。 (3)戴手套：用一次性提取法即两只手套同时取出。 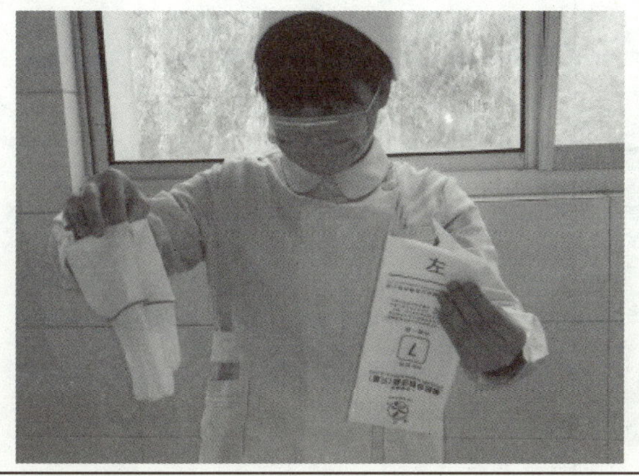 	◇修剪指甲，以防刺破手套，选择合适手掌大小的手套

续表

步骤	要点与难点
对准五指戴上一只手套；戴手套的手指插入另一只手套的反折部内面，戴上另一只手套；将手套的反折部翻套在工作服衣袖外面。 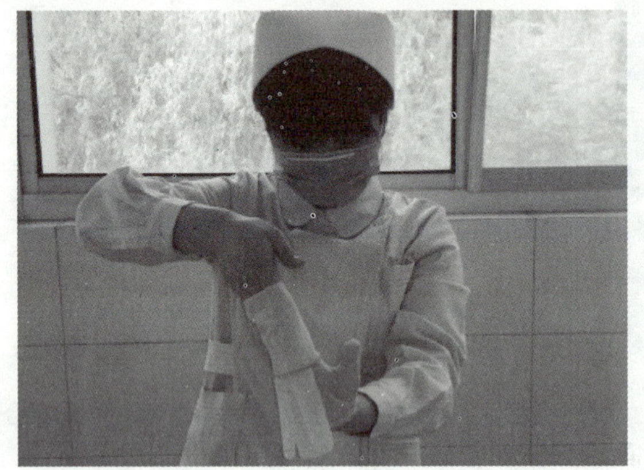 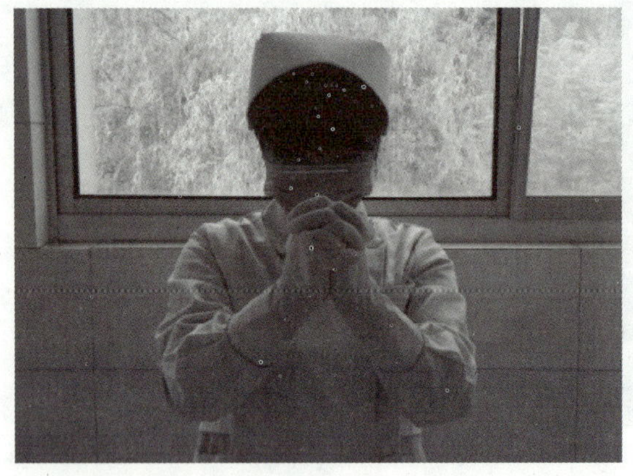 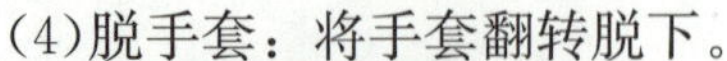 (4)脱手套：将手套翻转脱下。 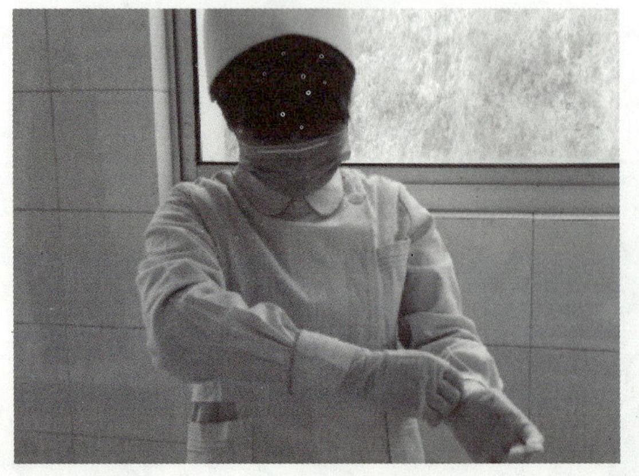	◇未戴手套的手不可触及无菌手套的外面，已戴手套的手不可触及未戴手套的手及手套的内面 ◇戴好手套后，若发现手套破损或不慎污染，应立即更换 ◇戴手套后，手臂不可下垂，应保持在腰部或操作台面以上视线范围内活动

续表

步骤	要点与难点
(5)洗手。	

二、无菌技术操作评分标准

无菌技术操作评分标准

序号：______ 姓名：______ 得分：______		实分	扣分
目的（5分）	1. 无菌持物钳用于取放和传递无菌物品	1	
	2. 无菌容器用于盛放无菌物品并保持其无菌状态	1	
	3. 取出并使用无菌物品	1	
	4. 取出并使用无菌溶液	1	
	5. 提供无菌区，放置无菌物品	1	
评估（10分）	1. 操作目的	1	
	2. 操作环境是否整洁、宽敞、台面是否干燥	2	
	3. 物品：		
	需要的无菌物品种类、名称、失效期	3	
	是否核对无菌溶液的种类、检查无菌溶液及瓶身的清洁度	2	
	治疗盘和无菌巾大小是否合适，治疗盘是否干燥、清洁	1	
	无菌手套大小型号，是否需要修剪指甲	1	
准备（5分）	1. 护士：洗手，戴口罩，帽子，衣着整洁，修剪指甲	1	
	2. 环境：干燥、干净、整洁、宽敞	1	
	3. 物品准备：明确无菌物品与非无菌物品、无菌巾包、无菌干燥罐内的无菌持物钳、无菌容器内放纱布、无菌溶液、无菌碗包、无菌手套包(内有无菌滑石粉)；治疗盘、弯盘、棉签、消毒溶液、笔、纸、开瓶器(3分，备物少一项扣0.5分)	3	
流程（60分）	铺无菌盘(12分)		
	1. 检查部分：		
	无菌包名称、有效期	1	
	无菌包是否包裹完好、有无潮湿或破损	1	
	2. 打开无菌巾包：解开系带卷起放于包下，逐层打开无菌巾包	1	
	3. 取出无菌巾	1	
	4. 关闭无菌巾包：		
	按原折痕包好无菌巾包，系带横形缠绕	1	
	注明开包时间	1	
	5. 铺无菌盘：		
	双手持无菌巾上层两角外面抖开，对折铺于治疗盘上	1	
	折叠上层无菌巾，边缘向外	1	
	放入无菌物品	1	
	拉平上层无菌巾，上下层边缘对齐	1	
	开口处向上两折，两侧边缘向下一折	1	
	6. 注明铺盘时间	1	

续表

序号：＿＿＿＿＿　　姓名：＿＿＿＿＿　　得分：＿＿＿＿＿		实分	扣分
流程（60分）	打开一次性无菌包（12分）		
	1. 检查部分：		
	无菌包名称、有效期	1	
	无菌包是否包裹完好、有无潮湿或破损	1	
	2. 打开无菌包：		
	解开系带卷起	2	
	一手托住无菌包，在包布外抓住包内物品，系带夹于指缝中	2.5	
	另一手逐层打开无菌包，并抓住布包四角	2.5	
	3. 递送无菌物品：双手将无菌物品递送至无菌区，包布折叠放妥	3	
	无菌持物钳及无菌容器的使用（12分）		
	1. 检查部分：		
	有效期；无菌容器的密封性	1	
	无菌容器内装无菌物品名称	1	
	2. 取出无菌持物钳：打开无菌罐的上半盖，钳端闭合，垂直取出	3	
	3. 取出无菌物品：打开容器盖，无菌面向上；取出无菌物品	3	
	4. 盖好容器盖	1	
	5. 放回无菌持物钳：钳端闭合，垂直放入无菌罐内，盖好罐盖	3	
	取无菌溶液（12分）		
	1. 检查部分：		
	检查瓶签：溶液名称、剂量、浓度、有效期	1	
	检查瓶盖有无松动；检查瓶身有无裂痕	1	
	检查溶液有无沉淀、混浊、变质、变色	1	
	2. 准备无菌容器	2	
	3. 倾倒无菌溶液：		
	撬开瓶盖；打开瓶盖	2	
	手持溶液瓶，瓶签向手心，旋转冲洗瓶口	2	
	由冲洗处倒出溶液	1	
	盖好瓶塞，记录开瓶时间	2	
	戴、脱无菌手套（12分）		
	1. 洗手，检查无菌手套有效期及手套尺码	1	
	2. 打开手套袋，滑石粉润滑双手	2	
	3. 戴手套：一次性提取法		
	两只手套同时取出，对准五指戴上一只手套	2	
	戴手套的手指插入另一只手套的反折部内面，戴上另一只手套	2	
	将手套的反折部翻套在工作服衣袖外面	1	
	4. 脱手套：手套翻转脱下	3	
	5. 洗手	1	

续表

序号：________ 姓名：________ 得分：________		实分	扣分
注意事项（10 分）	1. 打开或关闭无菌容器或无菌包时，手不可触及无菌物品的边缘及内面	2	
	2. 手持无菌容器时应托住容器底部，递送无菌物品时无菌面应朝向无菌区域	1.5	
	3. 瓶口不可触及手或其他物品	1.5	
	4. 不可伸入无菌溶液瓶内蘸取溶液，倒出的溶液不可再倒回瓶内	1.5	
	5. 无菌包内物品被污染或包布受潮须重新灭菌，无菌盘在 4 h 内有效	1.5	
	6. 滑石粉不能污染手套；戴手套时手不可污染手套外面；脱手套时，不可强拉手套边缘或手指部分	2	
评价（10 分）	1. 遵守无菌技术操作原则	3	
	2. 无菌持物钳、无菌容器及无菌物品未被污染	2	
	3. 无菌巾内的物品放置合理，无菌巾折叠的大小适宜	2.5	
	4. 手套未被污染或破损	2.5	

实训六　穿脱隔离衣

一、穿脱隔离衣实训指导

【目的】

保护患者和工作人员，避免互相感染。

【评估】

1. 隔离的种类。
2. 隔离衣的大小是否合身。
3. 隔离衣是否完好、干燥、有无穿过，确定清洁面和污染面。
4. 操作环境是污染区、半污染区还是清洁区。

【操作前准备】

1. 护士准备　仪表大方、洗手、戴口罩、脱手表、卷袖。
2. 物品准备　隔离衣、洗手液。

【操作步骤】

步骤	要点与难点
△穿隔离衣 1. 手持衣领取下隔离衣 2. 衣领两端向外对齐，清洁面向自己 3. 一手持衣领，另一手伸入衣袖内 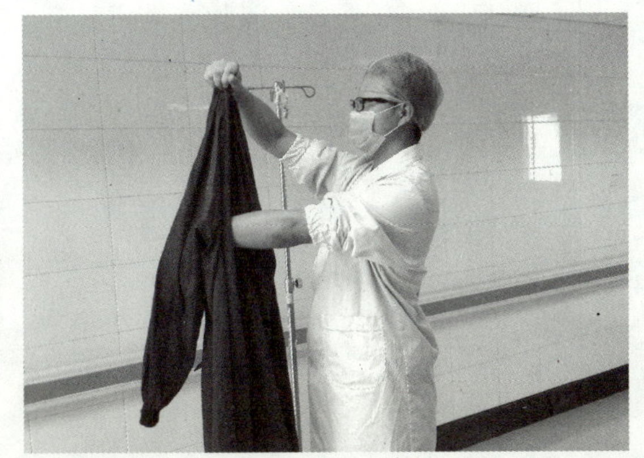	◇穿隔离衣口诀： 手提衣领穿左手 再穿右臂齐上抖 系好领口扎袖口 折襟系腰半曲肘 ◇隔离衣的衣领和隔离衣内面视为清洁面

续表

<table>
<tr><th>步骤</th><th>要点与难点</th></tr>
<tr><td>4. 将袖上抖，露出手腕
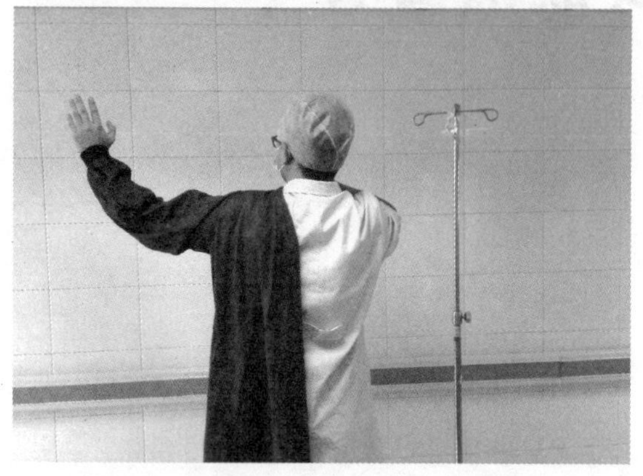
5. 持衣领的手伸入衣袖内
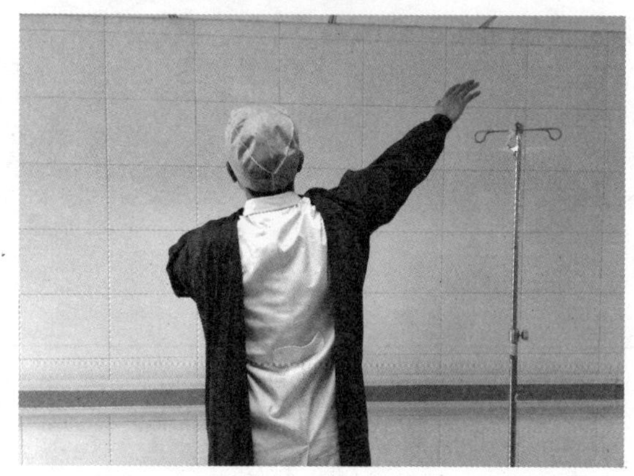
6. 将袖上抖，露出手腕
7. 两手持衣领，由领子中央顺着边缘向后扎好领扣
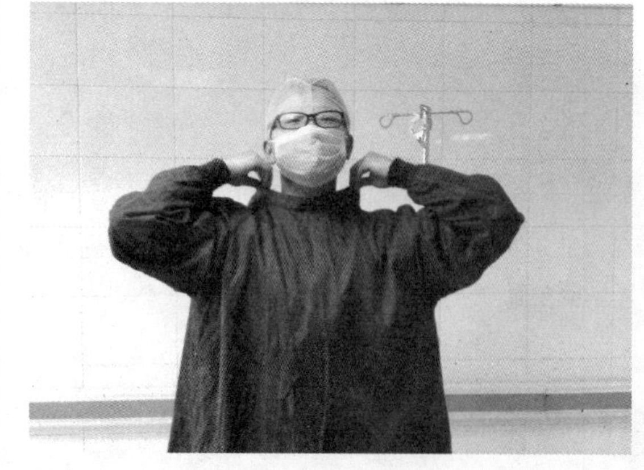</td><td></td></tr>
</table>

续表

<table>
<tr><th>步骤</th><th>要点与难点</th></tr>
<tr><td>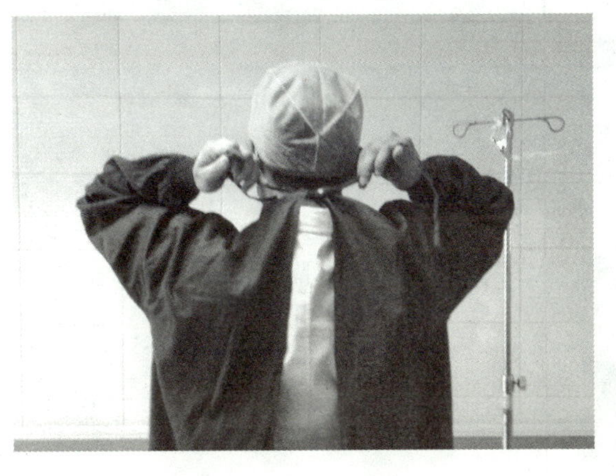
8. 扎好袖口
9. 解开腰带活结
10. 分别将两侧衣边捏至前面，向后对齐两侧衣边向一侧折叠
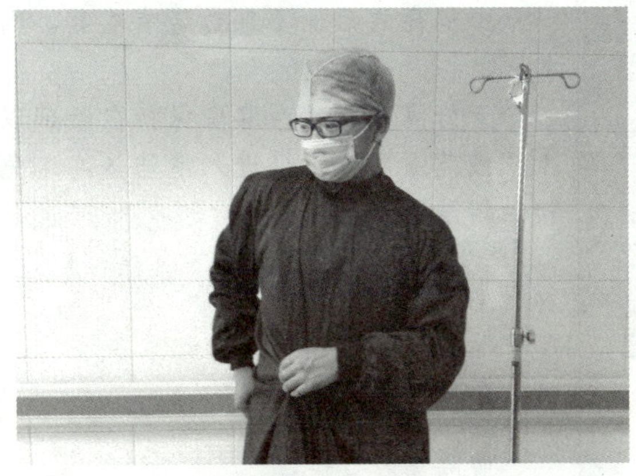
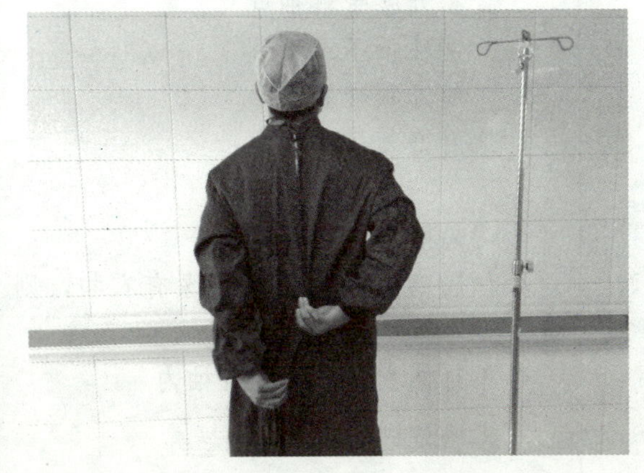</td><td>◇系衣领时袖口不可触及衣领、面部和帽子</td></tr>
</table>

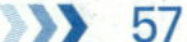

续表

步骤	要点与难点
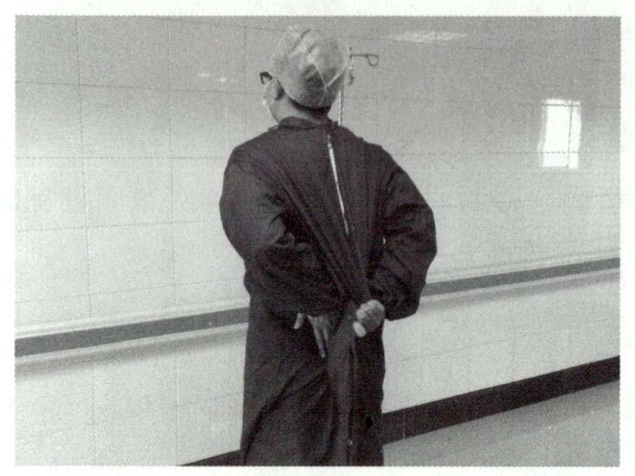	◇后侧边缘需对齐，折叠处不能松散 ◇手不可触及隔离衣的内面
11. 腰带背后交叉回到前面打活结 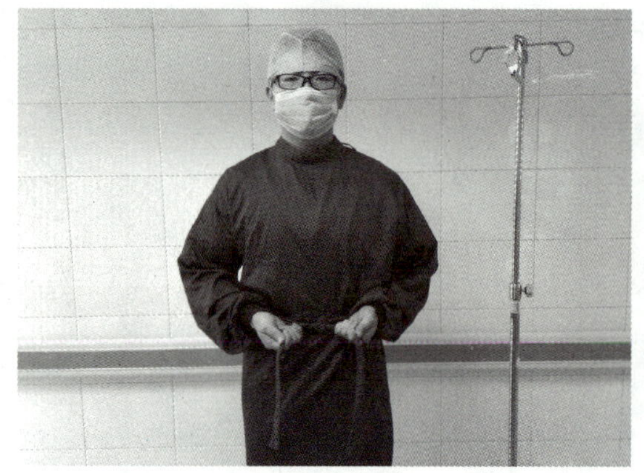	◇如隔离衣后侧下部边缘有衣扣，则扣上 ◇穿好隔离衣后，双臂保持在腰部以上视线范围内，不得进入清洁区，避免接触清洁物品
△脱隔离衣 1. 松开腰带 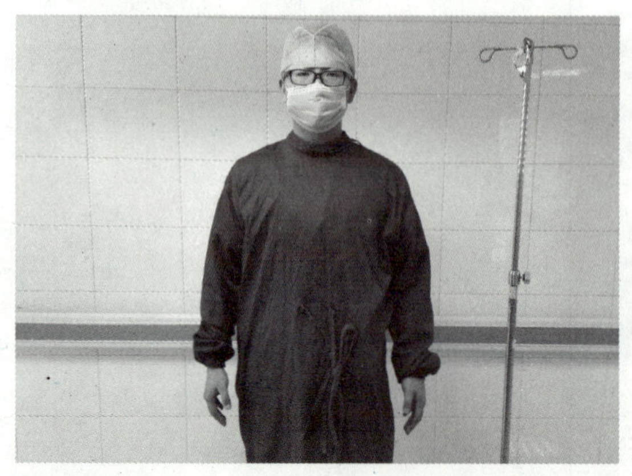	◇脱隔离衣口诀： 松开腰带解袖口 塞住袖子消毒手 解开领带脱衣袖 对好领子挂衣钩 ◇明确隔离衣的区域划分 ◇如隔离衣后侧下部边缘有衣扣，则先解开 ◇不可使衣袖外侧塞入袖内 ◇不能沾湿隔离衣

续表

步骤	要点与难点
2. 解开袖口，塞好衣袖及带 3. 消毒双手 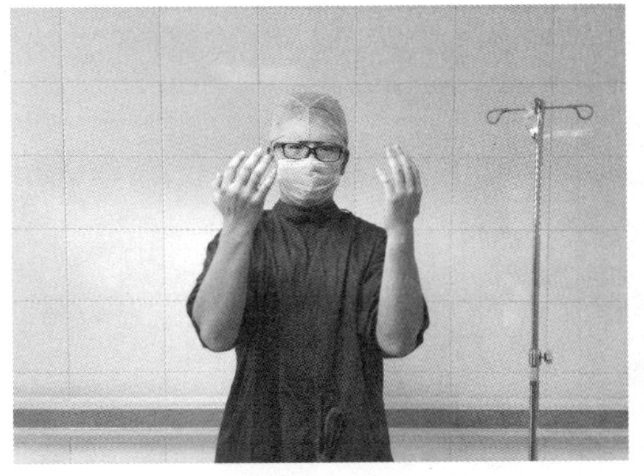 4. 解开衣领 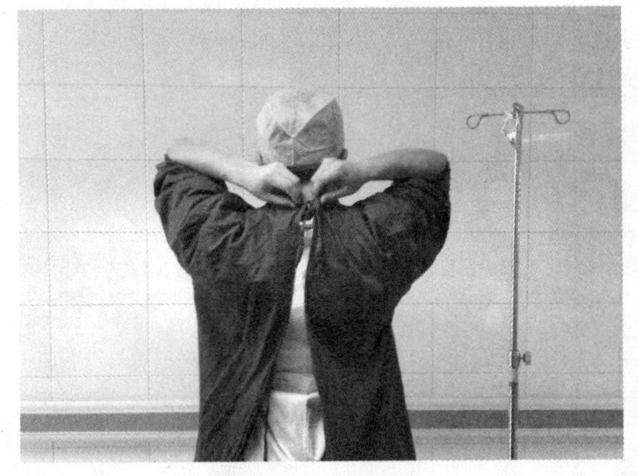	◇保持衣领清洁
5. 一手伸入衣袖内，拉下衣袖过手 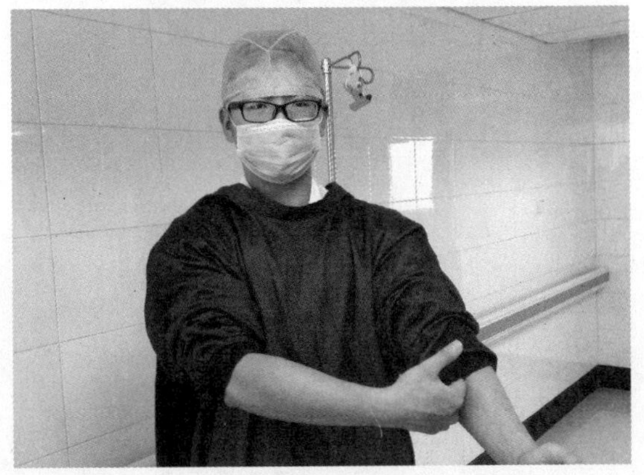	◇衣袖不可污染手及手臂 ◇双手不可触及隔离衣外面 ◇如使用一次后即更换，双手持带将隔离衣从胸前向下拉，两手分别捏住对侧衣领内侧清洁面下拉脱去袖子，将隔离衣污染面向里，衣领及衣边卷至中央，放入污衣袋内清洗消毒后备用

续表

步骤	要点与难点
6. 用衣袖遮住手握住另一衣袖的外面将衣袖拉下，双手转换渐从袖管中退出 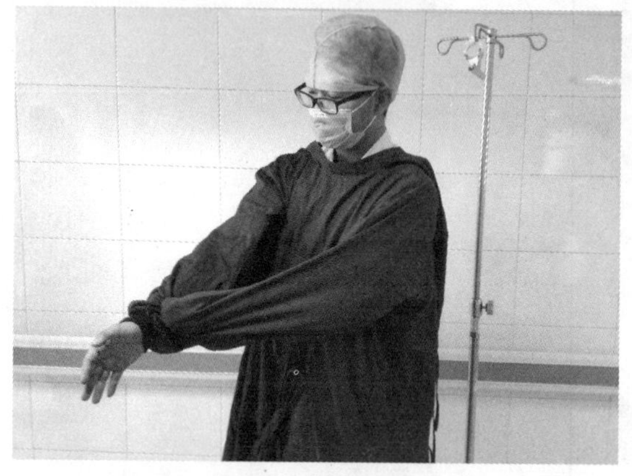 7. 右手握住两肩缝，撤出左手 8. 左手握住衣领外面，退出右手 9. 两手持领，将隔离两边对齐，挂在衣钩上 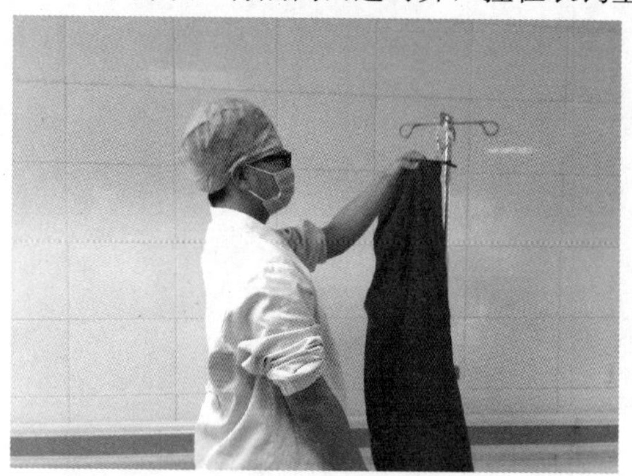	

二、穿脱隔离衣操作评分标准

穿脱隔离衣操作评分标准

序号：______ 姓名：______ 总分：______		实分	扣分
目的 （5分）	保护患者和工作人员，避免互相感染	5	
评估 （8分）	1. 隔离衣的大小是否合身	3	
	2. 隔离衣是否完好	3	
	3. 操作环境是污染区、半污染区或清洁区	2	
准备 （5分）	护士准备：仪表大方、洗手、戴口罩、脱手表、卷袖 物品准备：隔离衣、洗手液	5	
流程 （72分）	穿隔离衣（36分）		
	1. 手持衣领取下隔离衣	2	
	2. 衣领两端向外对齐，清洁面向自己	3	
	3. 一只手持衣领，另一只手伸入衣袖内	3	
	4. 将袖上抖，露出手腕	2	
	5. 持衣领的手伸入衣袖内	3	
	6. 将袖上抖，露出手腕	2	
	7. 两手持衣领，由领子中央顺着边缘向后扎好领扣	5	
	8. 扎好袖口	4	
	9. 解开腰带活结	2	
	10. 分别将两侧衣边捏至前面，向前后对齐两侧衣边向一侧折叠	6	
	11. 腰带背后交叉回到前面打活结	4	
	脱隔离衣（36分）		
	1. 松开腰带	4	
	2. 解开袖口，塞好衣袖及带	4	
	3. 消毒双手	4	
	4. 解开衣领	4	
	5. 一只手伸入衣袖内，拉下衣袖过手	5	
	6. 用衣袖遮住手握住另一衣袖的外面将衣袖拉下	4	
	7. 双手转换渐从袖管中退出	2	
	8. 右手握住两肩缝，撤出左手	2	
	9. 左手握住衣领外面，退出右手	2	
	10. 两手持领，将隔离两边对齐，挂在衣钩上	5	
评价 （10分）	操作流程正确，动作协调熟练	10	

实训七　约束带应用

一、约束带应用实训指导

【目的】

对自伤、伤人、不能配合正常治疗的患者，确保安全，保证治疗、护理顺利进行。

【评估】

1. 患者病情、意识状态、肢体活动度、约束部位皮肤色泽、温度及完整性等。
2. 患者有无骨质疏松史或引起骨质疏松的危险因素。
3. 需要使用保护具的种类和时间。
4. 患者及家属对约束的认知度。

【操作前准备】

1. 护士准备　衣帽整洁、修剪指甲、洗手、戴口罩。

2. 用物准备　专用约束带(肢体约束带、肩部约束带、乒乓手套)或棉垫一两块、保护带、笔、护理病历。

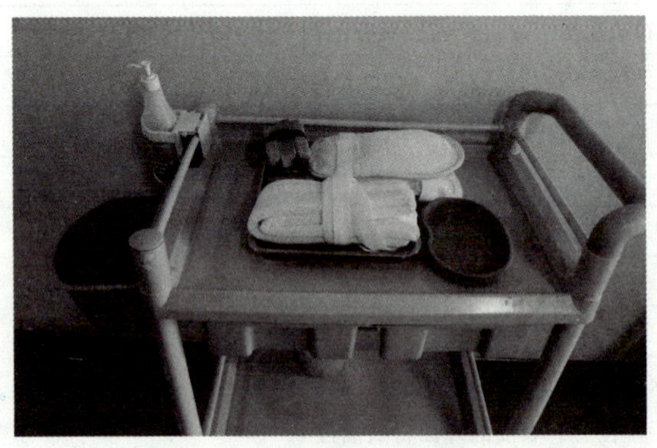

【操作步骤】

步骤	要点与难点
1. 约束肢体 用肢体约束带棉垫包裹手腕或踝部。 将子母搭扣搭紧。	◇向患者和家属解释约束的必要性，保护具作用及使用方法，取得配合

续表

步骤	要点与难点
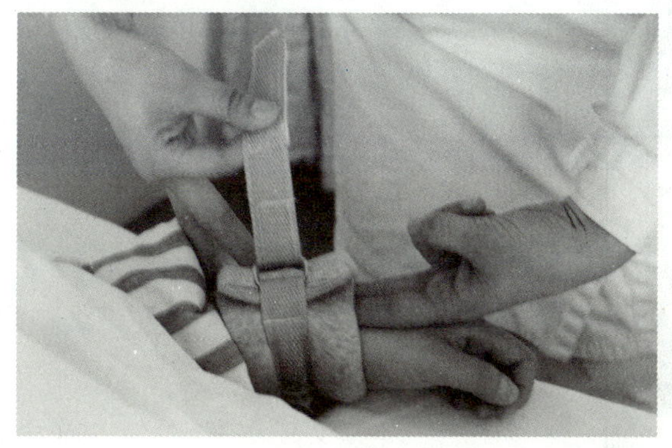	◇松紧可伸进 1～2 指为宜
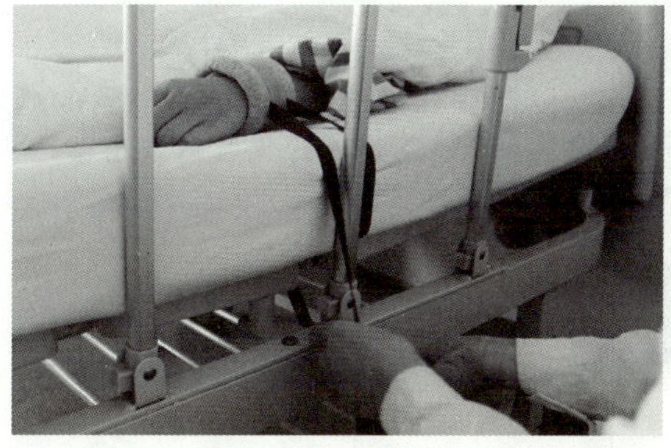	◇将系带系于床沿 ◇在约束期间保证肢体处于功能位，保持适当的活动度
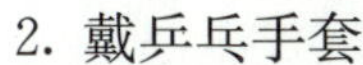 2. 戴乒乓手套 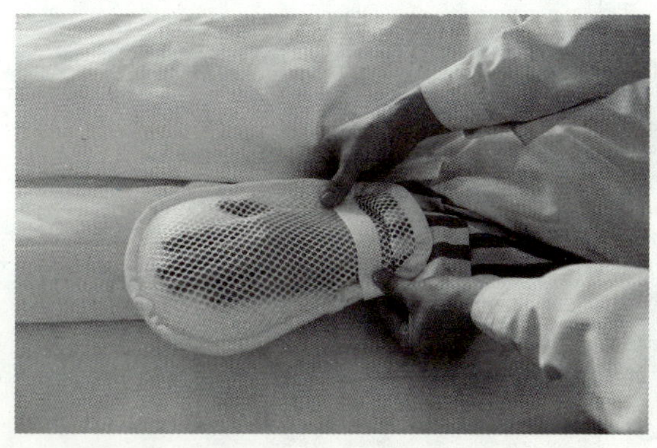	

续表

步骤 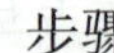	要点与难点 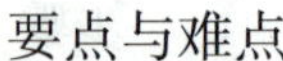
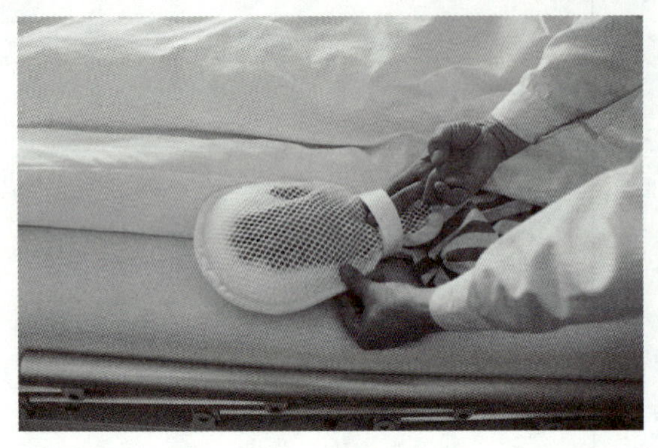	◇松紧可伸进 1～2 指为宜
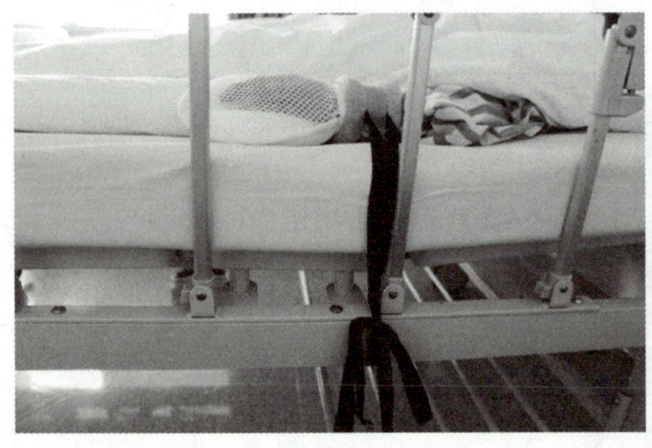	◇随时观察约束局部皮肤有无损伤、皮肤颜色、温度、约束肢体末梢循环状况，定时松解
3. 约束肩部 肩部约束带置于患者肩下。 双侧分别从腋下绕过，包裹肩部。 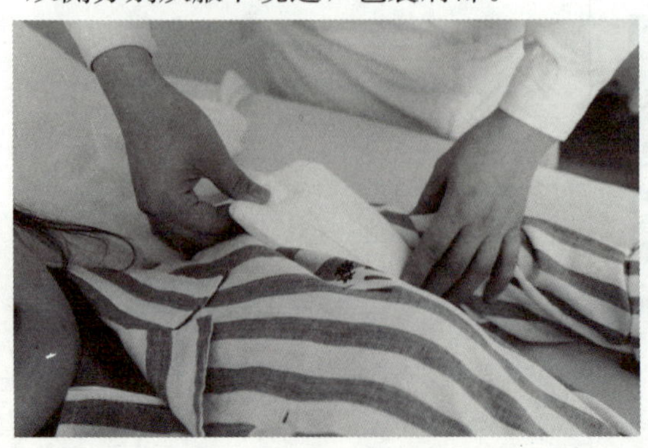	◇患者双侧腋下垫棉垫

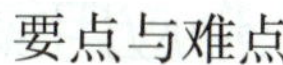

续表

步骤	要点与难点
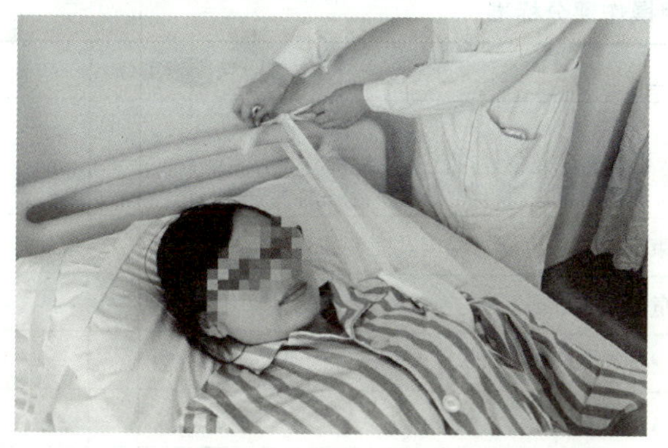	◇两端系带分别穿过肩下的约束带，固定于床头 ◇在约束期间保证肢体处于功能位，保持适当的活动度
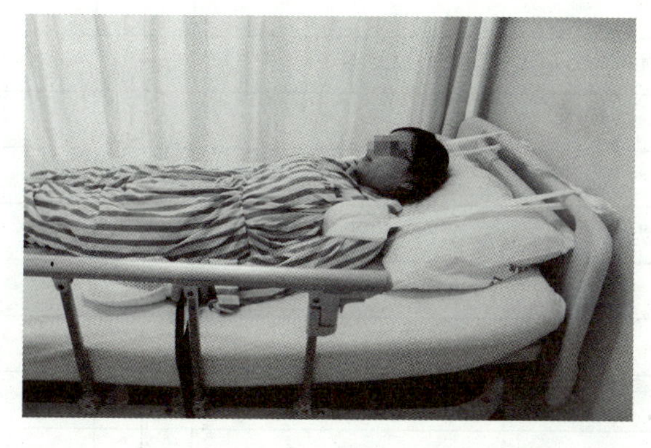	◇随时观察约束局部皮肤有无损伤、皮肤颜色、温度、约束肢体末梢循环状况，定时松解

二、约束带应用操作评分标准

约束带应用操作评分标准

序号：________　　姓名：________　　得分：________		实分	扣分
目的 （5 分）	对自伤、伤人、不能配合正常治疗的患者，确保安全，保证治疗、护理顺利进行	5	
评估 （10 分）	1. 患者病情、意识状态、肢体活动度、约束部位皮肤色泽、温度及完整性等	3	
	2. 患者有无骨质疏松史或引起骨质疏松的危险因素	2	
	3. 需要使用保护具的种类和时间	2	
	4. 患者及家属对约束的认知度	3	
准备 （5 分）	1. 用物：专用约束带（肢体约束带、肩部约束带、乒乓手套）或棉垫一两块、保护带、笔、护理病历	2	
	2. 向患者和家属解释约束的必要性，保护具作用及使用方法，取得配合	3	
流程 （60 分）	1. 约束肢体：		
	肢体约束带棉垫包裹手腕或踝部	10	
	将子母搭扣搭紧，松紧可伸进 1～2 指为宜	10	
	将系带系于床沿	5	
	2. 约束肩部：		
	肩部约束带置于患者肩下	8	
	患者双侧腋下垫棉垫	8	
	双侧分别从腋下绕过，包裹肩部	14	
	两端系带分别穿过肩下的约束带，固定于床头		
	3. 洗手，记录	5	
注意事项 （10 分）	1. 严格掌握应用指征，注意维护患者自尊	2	
	2. 实施约束时，将患者肢体处于功能位，约束带松紧适宜，以能伸进一、二手指为原则；约束胸、腹部时，保持其正常的呼吸功能	2	
	3. 密切观察约束肢体的末梢循环情况	2	
	4. 保护性约束属制动措施，使用时间不宜过长，病情稳定或者治疗结束后，应及时解除约束。需较长时间约束者，每 2 h 松解约束带 1 次并活动肢体，并协助患者翻身、局部皮肤护理	2	
	5. 准确记录并交接班，包括约束的原因、时间，约束带的数目，约束部位，约束部位皮肤状况，解除约束时间等	2	
评价 （10 分）	1. 患者或家属理解使用约束带的重要性、安全性，同意使用并配合	5	
	2. 患者处于安全保护之中，无血液循环不良、皮肤破损或骨折	5	

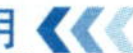

注意事项：指导患者及家属的相关内容

(1)告知患者及家属实施约束的目的、方法、持续时间，使患者和家属理解使用保护具的重要性、安全性，征得同意方可使用。

(2)告知患者和家属实施约束中，护士将随时观察约束局部皮肤有无损伤、皮肤颜色、温度、约束肢体末梢循环状况，定时松解。

(3)指导患者和家属在约束期间保证肢体处于功能位，保持适当的活动度。

实训八　口腔护理

一、口腔护理实训指导

【目的】

1. 保持口腔清洁、湿润，预防口腔感染。
2. 去除口臭，增进食欲。
3. 观察口腔病情变化。

【评估】

1. 评估患者的病情，口腔卫生状况。
2. 看：黏膜、牙龈、舌苔、口唇(长期使用抗生素者应注意观察有无真菌感染)。
3. 测：口腔酸碱度。
4. 闻：气味。
5. 查：有无义齿。
6. 判断：合作程度。
7. 解释操作目的。

【操作前准备】

1. 护士准备　衣帽整洁、修剪指甲、洗手、戴口罩，必要时戴手套。

2. 用物准备　治疗盘内放治疗碗、足量无菌棉球、漱口液、血管钳、弯盘、压舌板、纱布、治疗巾、pH 试纸、手电筒、漱口杯内盛温开水及吸水管，必要时备液状石蜡、开口器、外用药、棉签、吸引器、吸痰管等。

3. 患者准备　取出义齿。

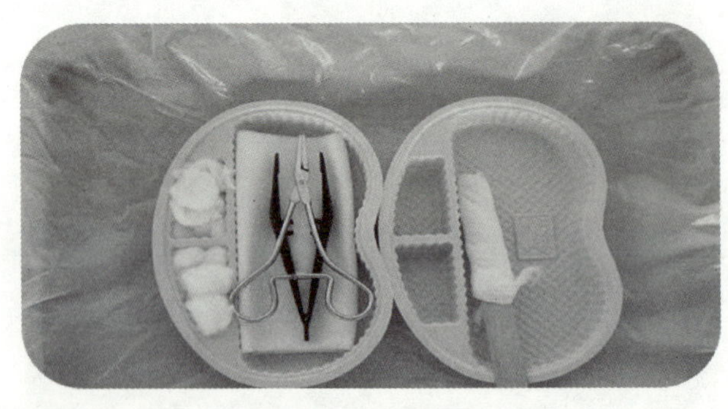

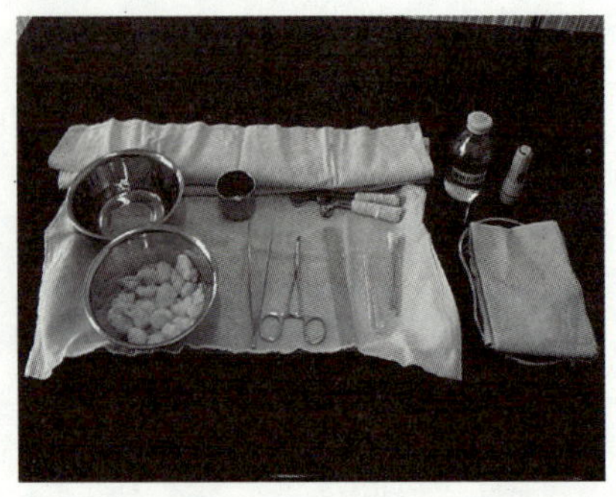

【操作步骤】

步骤	要点与难点
1. 核对患者的姓名、床号信息 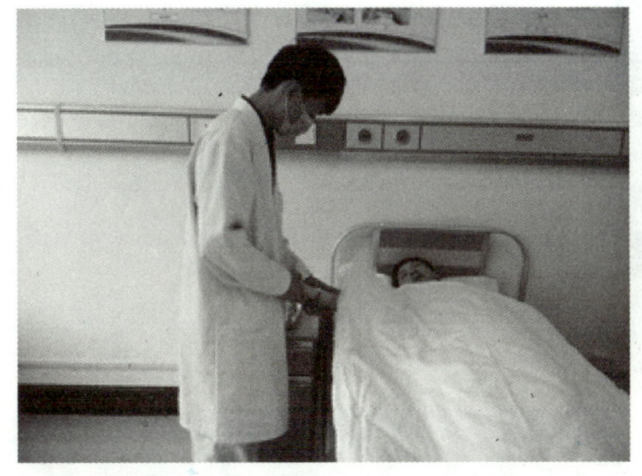	
2. 体位安置 取侧卧或仰卧位、头偏向一侧。	◇便于分泌物及多余水分从口腔内流出，防止反流造成误吸
3. 铺巾置盘 治疗巾围于颈下，弯盘置于口角旁。 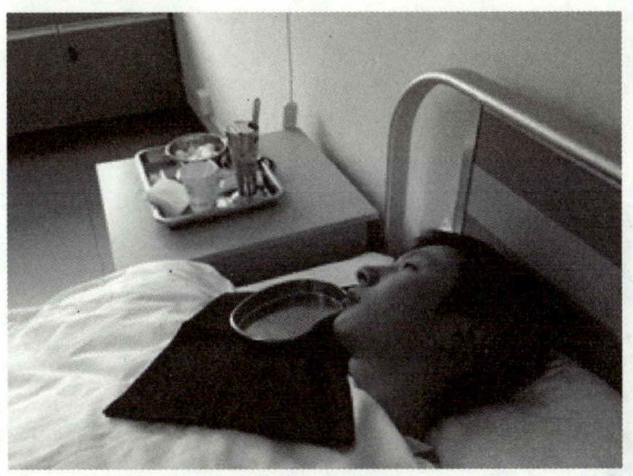	◇防止床单、枕头及患者衣服被浸湿 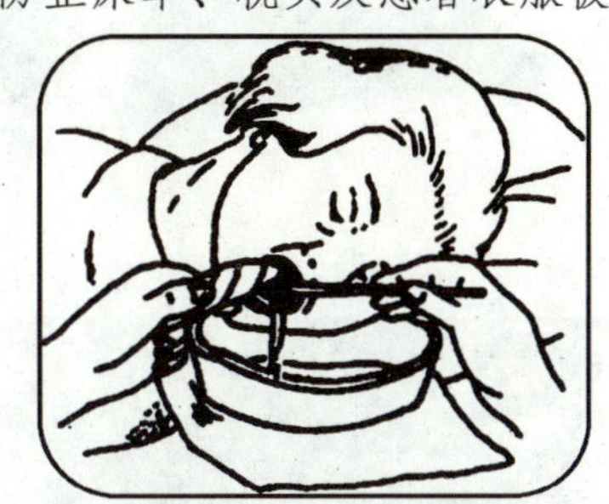

续表

步骤	要点与难点
4. 湿润口唇 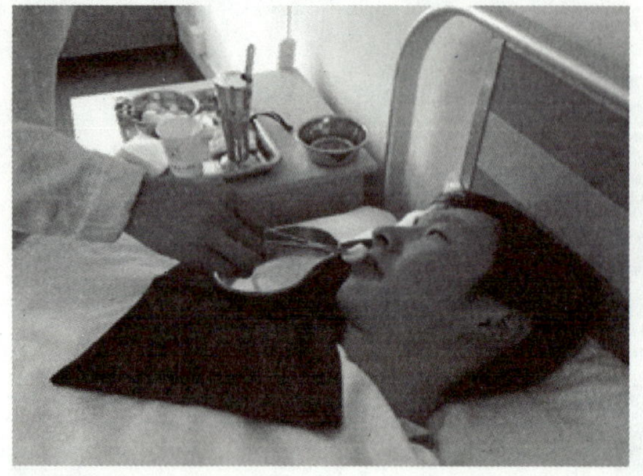	◇防止口唇干裂者直接张口时破裂出血
5. 漱口 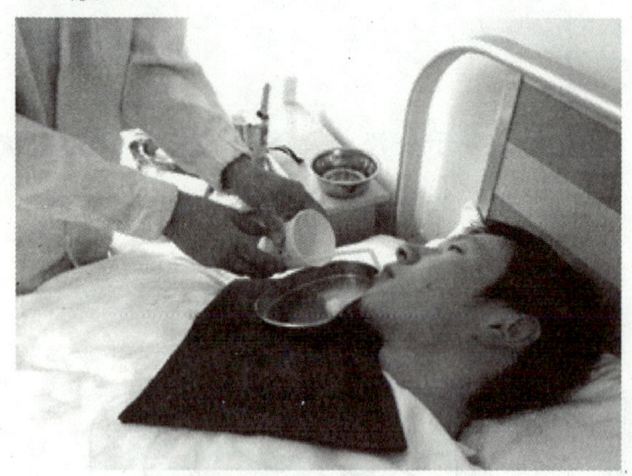 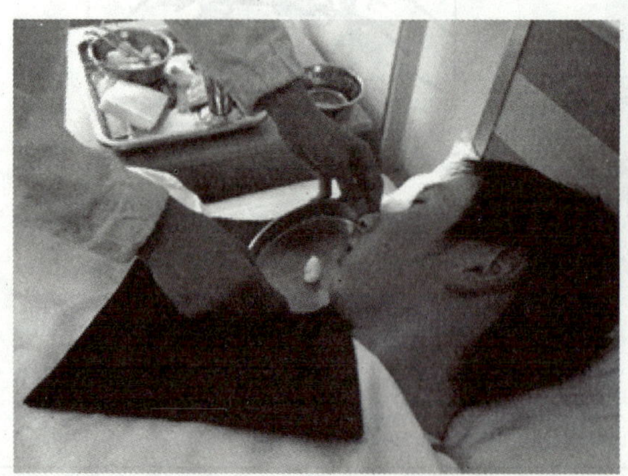	◇昏迷患者禁忌漱口，开口器应从臼齿处放入 ◇如痰液过多，应及时吸出

续表

<table>
<tr><th>步骤</th><th>要点与难点</th></tr>
<tr><td>6. 清洁口腔
棉签擦拭：协助清醒患者用棉签清洗口腔各部位。
血管钳持棉球擦洗。
擦洗顺序：外侧面(左侧外面由内向外擦洗至门齿→右侧外面由内向外擦洗至门齿)→左上内侧面→左上咬合面→左下内侧面→左下咬合面→左侧颊部，同法擦洗右侧(近侧)→硬腭→舌面(“Z”形擦洗)→舌下→口唇→漱口。</td><td>◇止血钳头端需包裹在棉球内
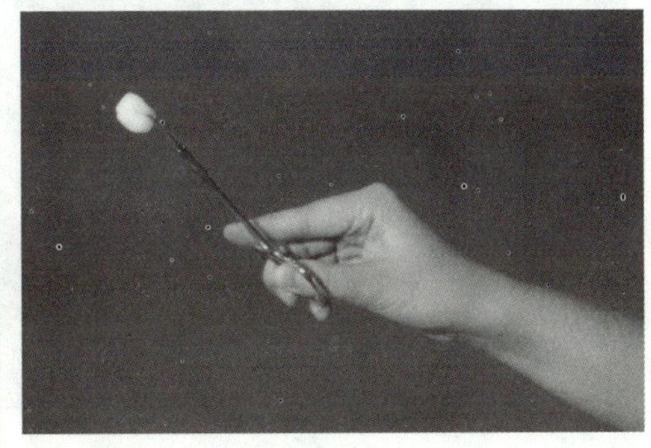</td></tr>
<tr><td>(1)左上外侧面。
嘱患者上下齿咬合，用压舌板撑开一侧颊部，由内向外擦洗牙齿的外侧面——先对侧外侧面至门齿，后近侧外侧面至门齿。
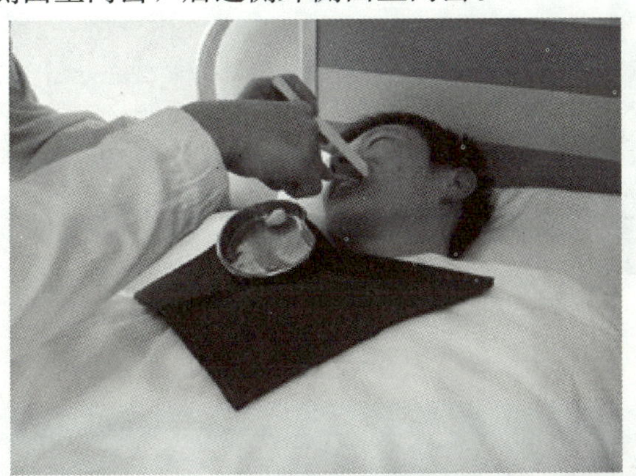
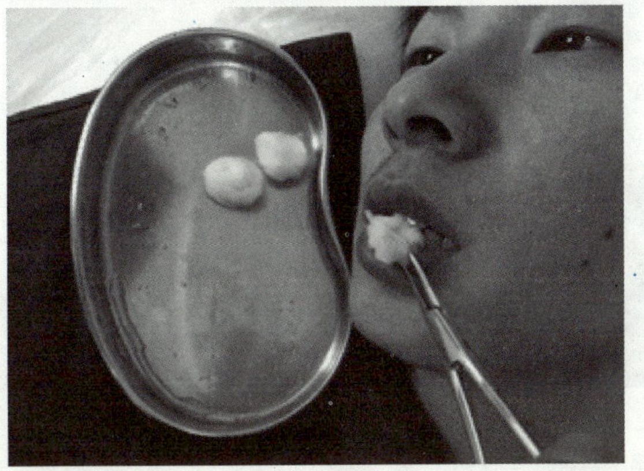</td><td>◇棉球干湿度要适中
◇挤棉球时，清洁镊子在上，污染镊子在下
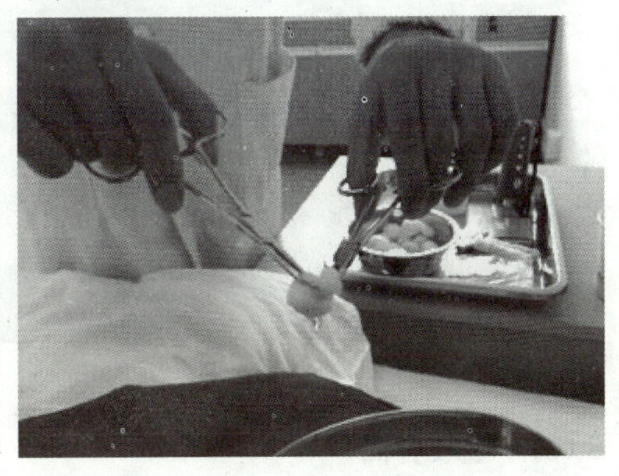
◇纵向擦洗</td></tr>
</table>

续表

<table>
<tr><th>步骤</th><th>要点与难点</th></tr>
<tr><td>(2)左上内侧面。
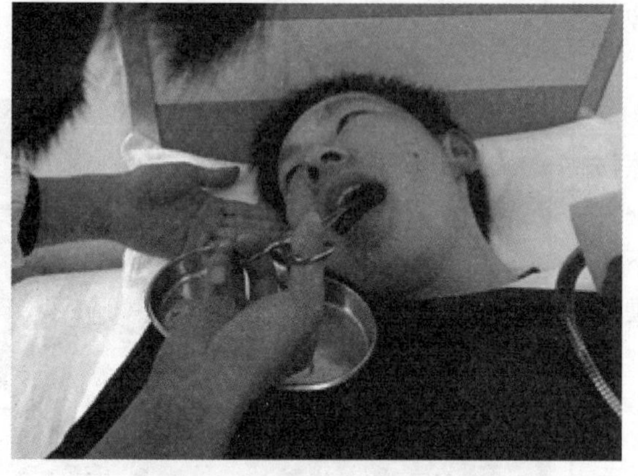
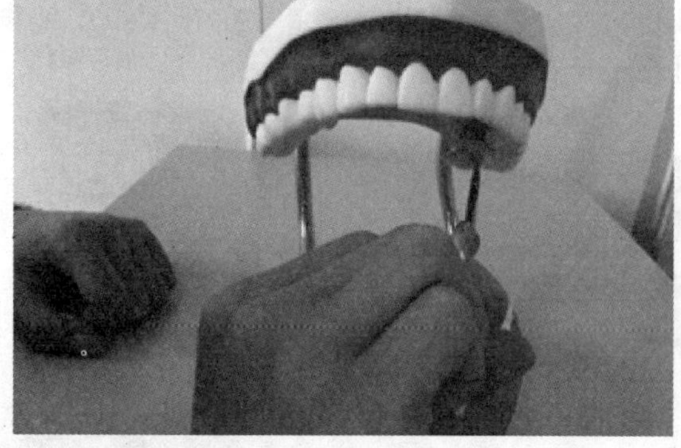
(3)左上咬合面。
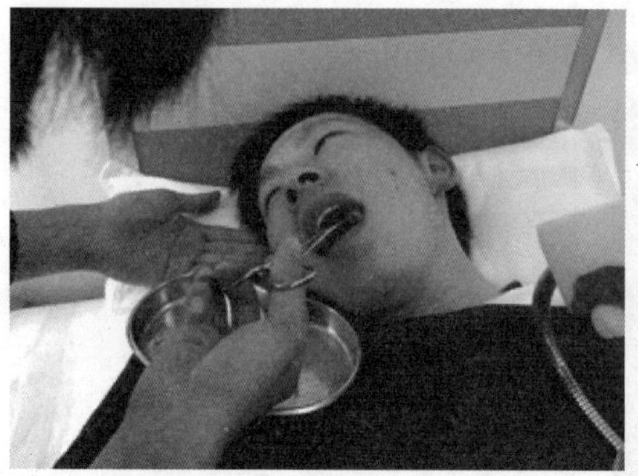</td><td>◇纵向擦洗
◇擦洗动作轻柔，勿损伤黏膜及牙龈
◇每次更换一个棉球，一个棉球擦洗一个部位

◇螺旋擦洗</td></tr>
</table>

续表

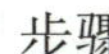步骤	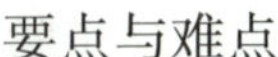要点与难点
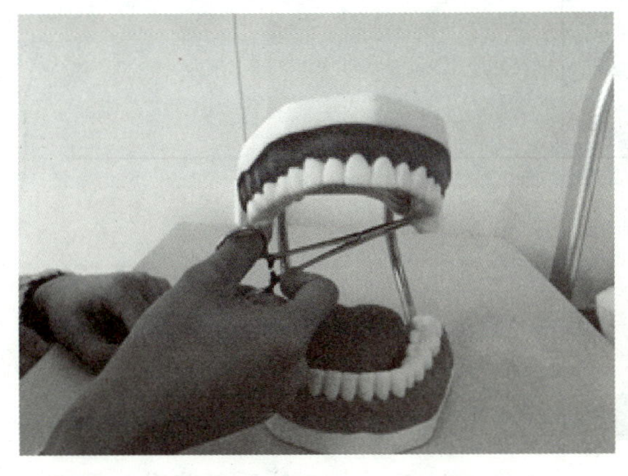	
(4)左下内侧面。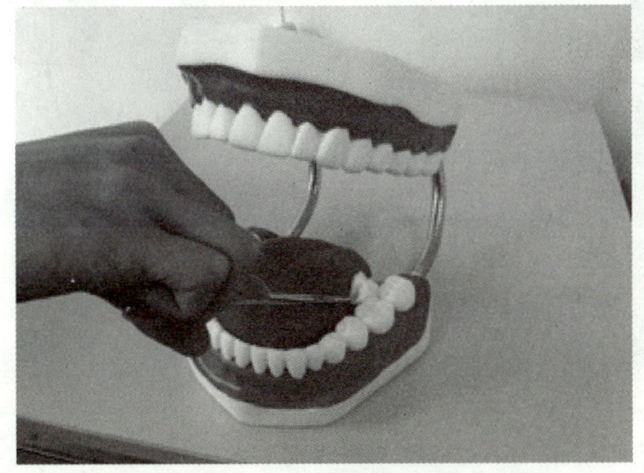	◇纵向擦洗
(5)左下咬合面。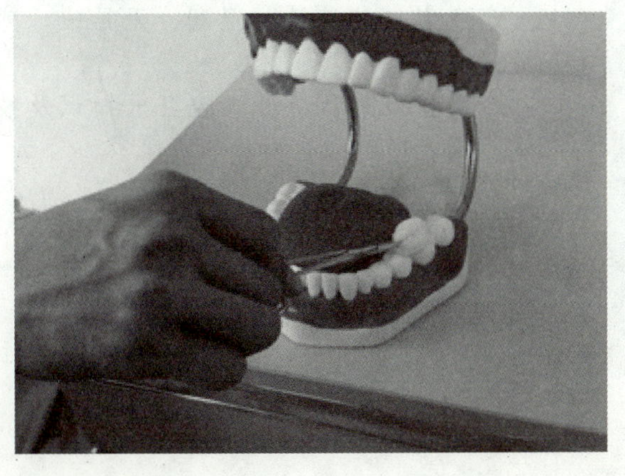	◇螺旋擦洗

续表

步骤	要点与难点
(6)颊部。 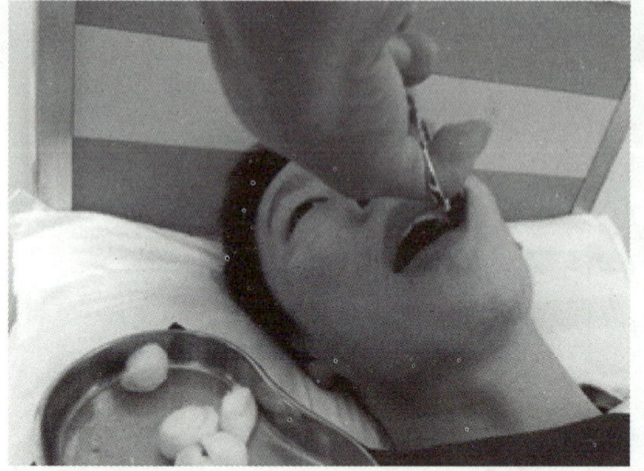	◇弧形擦洗
(7)舌面及硬腭。 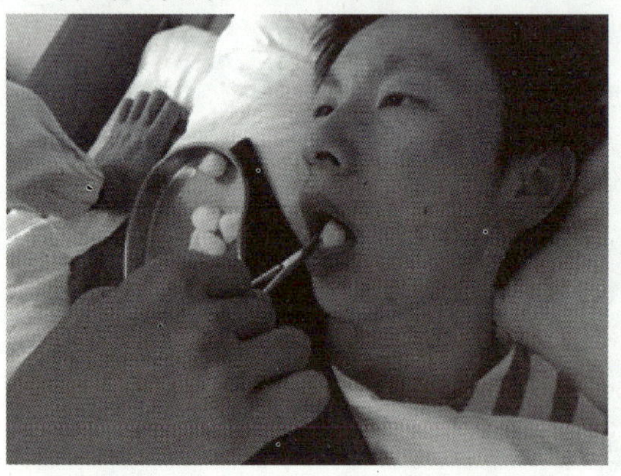	◇勿过深，以免触及咽部引起恶心
7. 再次漱口	
8. 再次评估口腔状况 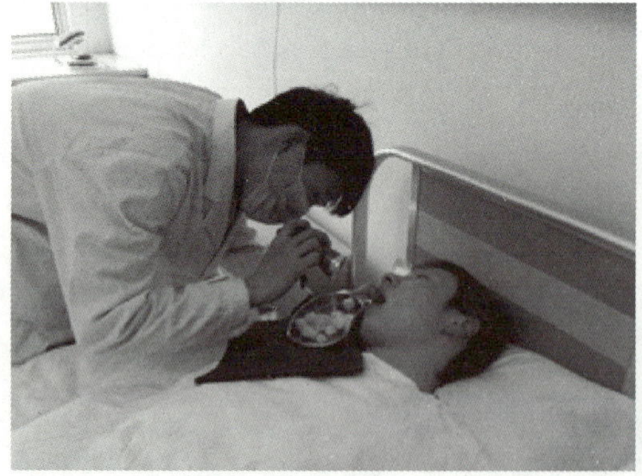	◇掌握患者目前口腔病情；未损伤牙龈、黏膜，未引起恶心，棉球湿度适宜 ◇患者口腔清洁、湿润、无异味，感觉舒适 ◇患者和家属获得口腔卫生知识及技能，患者理解配合操作
9. 润唇 10. 终末处置 11. 洗手，记录	◇操作前后清点棉球个数

二、口腔护理操作评分标准

口腔护理操作评分标准

<table>
<tr><td colspan="4">序号：__________　　　　姓名：__________　　　　得分：__________</td><td>实分</td><td>扣分</td></tr>
<tr><td rowspan="3">目的
（5 分）</td><td colspan="3">1. 保持口腔清洁、湿润，预防口腔感染</td><td>1.5</td><td></td></tr>
<tr><td colspan="3">2. 去除口臭，增进食欲</td><td>1.5</td><td></td></tr>
<tr><td colspan="3">3. 观察口腔病情变化</td><td>2</td><td></td></tr>
<tr><td rowspan="7">评估
（10 分）</td><td colspan="3">1. 评估患者的病情，口腔卫生状况</td><td>2</td><td></td></tr>
<tr><td colspan="3">2. 看：黏膜、牙龈、舌苔、口唇</td><td>2</td><td></td></tr>
<tr><td colspan="3">3. 测：口腔酸碱度</td><td>2</td><td></td></tr>
<tr><td colspan="3">4. 闻：气味</td><td>1</td><td></td></tr>
<tr><td colspan="3">5. 查：有无义齿</td><td>1</td><td></td></tr>
<tr><td colspan="3">6. 判断：合作程度</td><td>1</td><td></td></tr>
<tr><td colspan="3">7. 解释操作目的</td><td>1</td><td></td></tr>
<tr><td rowspan="3">准备
（5 分）</td><td colspan="3">1. 护士：必要时戴手套</td><td>1</td><td></td></tr>
<tr><td colspan="3">2. 患者：取出义齿</td><td>2</td><td></td></tr>
<tr><td colspan="3">3. 备物：治疗盘内放治疗碗、足量无菌棉球、漱口液、血管钳、弯盘、压舌板、纱布、治疗巾、pH 试纸、手电筒、漱口杯内盛温开水及吸水管，必要时备液状石蜡、开口器、外用药、棉签、吸引器、吸痰管等</td><td>2</td><td></td></tr>
<tr><td rowspan="9">流程
（60 分）</td><td colspan="3">1. 取侧卧或仰卧位、头偏向一侧，治疗巾围于颈下，弯盘置于口角旁</td><td>5</td><td></td></tr>
<tr><td rowspan="5">2. 清洁口腔
（46 分）</td><td colspan="2">(1)漱口：协助患者自含或用吸水管吸水，含漱后，吐至弯盘，数次</td><td>6</td><td></td></tr>
<tr><td colspan="4">(2)棉签擦拭：清醒患者协助其用棉签清洗口腔各部位</td></tr>
<tr><td rowspan="3">(3)擦洗</td><td>血管钳持棉球擦洗</td><td>20</td><td></td></tr>
<tr><td>顺序：外面、内面、咬合面、颊部、硬腭及舌面</td><td>10</td><td></td></tr>
<tr><td>挤捏棉球时，清洁钳(镊)在上，污染钳(镊)在下</td><td>10</td><td></td></tr>
<tr><td colspan="3">3. 观察口腔，遵医嘱使用外用药</td><td>5</td><td></td></tr>
<tr><td colspan="3">4. 安置患者</td><td>2</td><td></td></tr>
<tr><td colspan="3">5. 终末处置</td><td>2</td><td></td></tr>
<tr><td rowspan="6">注意事项
（10 分）</td><td colspan="3">1. 根据口腔情况选择合适的漱口液</td><td>2</td><td></td></tr>
<tr><td colspan="3">2. 义齿用冷开水刷净，佩带或放在清水中备用，每日更换清水一次</td><td>1</td><td></td></tr>
<tr><td colspan="3">3. 口唇干裂者，先用温水湿润，再张口检查，防止出血；擦洗后，涂上液状石蜡</td><td>1</td><td></td></tr>
<tr><td colspan="3">4. 擦洗动作轻柔，勿损伤黏膜及牙龈；擦洗牙齿内、外面时，应纵向擦洗；由内而外；弧形擦洗颊黏膜，擦洗硬腭及舌面时勿伸入过深，以免引起恶心；每次擦洗只用一个棉球，且棉球不宜过湿</td><td>3</td><td></td></tr>
<tr><td colspan="3">5. 长期使用抗生素者应注意观察有无真菌感染</td><td>1</td><td></td></tr>
<tr><td colspan="3">6. 昏迷患者禁忌漱口，开口器应从臼齿处放入；如痰液过多，应及时吸出</td><td>2</td><td></td></tr>
<tr><td rowspan="3">评价
（10 分）</td><td colspan="3">1. 掌握患者目前口腔病情；未损伤牙龈、黏膜，未引起恶心，棉球湿度适宜</td><td>3</td><td></td></tr>
<tr><td colspan="3">2. 患者口腔清洁、湿润、无异味，感觉舒适</td><td>4</td><td></td></tr>
<tr><td colspan="3">3. 患者和家属获得口腔卫生知识及技能，患者理解配合操作</td><td>3</td><td></td></tr>
</table>

实训九　生命体征测量

一、生命体征测量实训指导

【目的】

观察体温、脉搏、呼吸、血压的变化，为疾病的诊断、治疗和护理提供依据。

【评估】

1. 患者的年龄、病情、意识状态及治疗情况、肢体活动度、功能障碍。
2. 患者的心理状态，合作程度。
3. 解释目的、注意事项及配合方法。

【操作前准备】

1. 患者准备　30 min 内无进食、活动、冷敷、热敷、洗澡、坐浴、灌肠及情绪激动，肢体活动度等。

2. 护士准备　洗手，戴口罩、帽子，衣着整洁。

3. 用物准备　体温计、纱布、弯盘、手表、听诊器、血压计、听诊器、笔、记录纸。

4. 环境准备　光线明亮、温湿度适宜。

【操作步骤】

步骤	要点与难点
△测体温 1. 检查体温计刻度是否在 35 ℃以下 2. 根据病情选择测量体温的方法 (1)口腔测量。	
口表水银端斜放于舌下热窝处。	◇舌下热窝是口腔中温度最高的部位

续表

<table>
<tr><th>步骤</th><th>要点与难点</th></tr>
<tr><td>嘱患者闭口，勿用牙咬体温表。
3～5 min 取出，看度数。
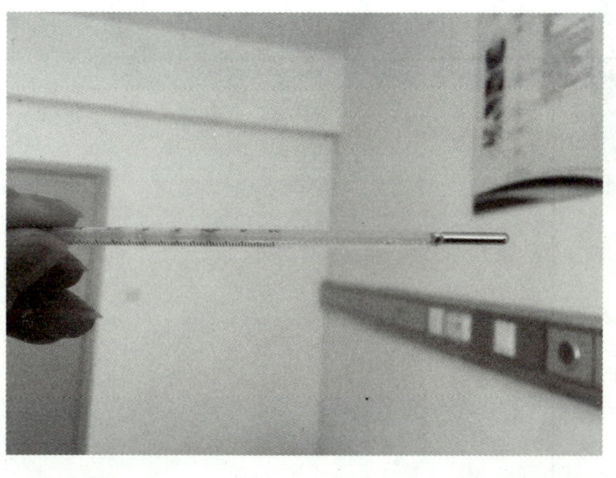</td><td>◇避免体温计被咬碎，造成损伤</td></tr>
<tr><td>(2)腋下测量
解开衣袖，用纱布擦干一侧腋下。
将体温表水银端放于腋窝深处，紧贴皮肤。
曲臂过胸，夹取体温表。
8～10 min 取出。
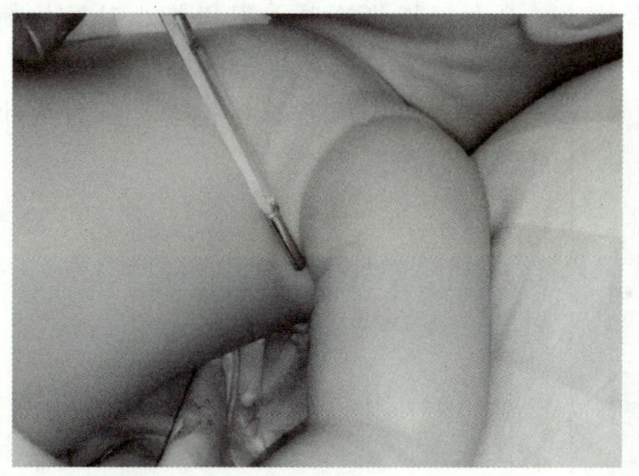</td><td>◇测量方法安全，用于婴儿或其他无法测量口温者
◇形成人工体腔，保证测量准确性；腋下有汗，导热散热增加，影响所测体温的准确性</td></tr>
<tr><td>(3)直肠测量
暴露肛门。
润滑肛表。
将体温表水银端轻轻插入肛门 3～4 cm 固定(婴儿 1.25 cm，幼儿 2.5 cm)。
3 min 取出，擦净肛门。</td><td>◇润滑肛表，便于插入，避免擦伤或损伤肛门及直肠黏膜
◇若测肛温，用卫生纸擦净患者肛门处</td></tr>
</table>

续表

<table>
<tr><th>步骤</th><th>要点与难点</th></tr>
<tr><td>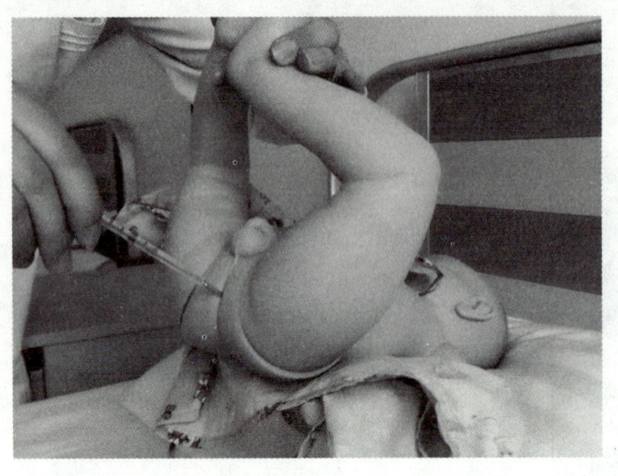
3. 擦净体温表、看明度数，体温表甩至35 ℃以下
4. 记录
5. 协助患者穿衣、裤，取舒适体位
6. 体温计消毒
7. 洗手后绘制体温单
△测量脉搏、呼吸
1. 患者近侧手臂腕部伸展，置舒适位置
2. 将食指、中指、无名指的指端按在患者桡动脉表面
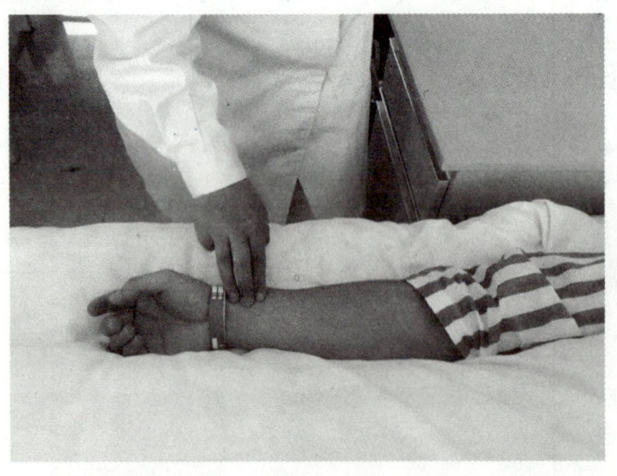
3. 计脉搏次数
正常脉搏测 30 s，乘以 2。若发现患者脉搏短绌，应由 2 名护士同时测量，一人听心率，另一人测脉率，由听心率者发出“起”或“停”口令，计时 1 min。</td><td>◇勿用拇指诊脉，因拇指小动脉的搏动较强，易与患者的脉搏相混淆
◇压力太大阻断脉搏搏动，压力太小感觉不到脉搏搏动</td></tr>
</table>

续表

<table>
<tr><th>步骤</th><th>要点与难点</th></tr>
<tr><td>4. 手仍按在患者腕上，观察患者胸部或腹部起伏，计呼吸次数，正常脉搏测 30 s，乘以 2，异常呼吸患者或患儿应测 1 min
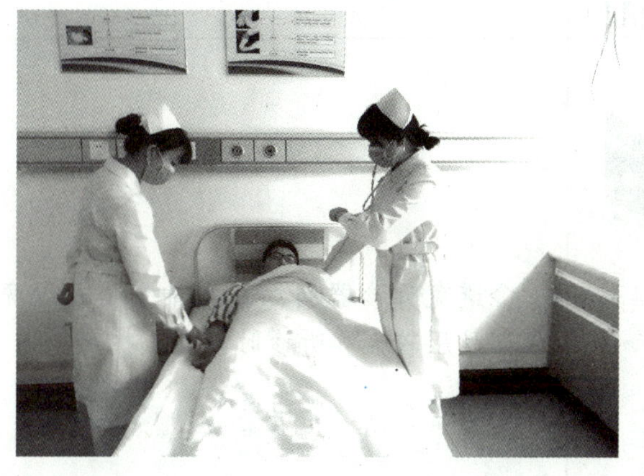
5. 记录
6. 安置患者
7. 终末处理
8. 将测量结果绘制在体温单上

△测量血压
1. 检查血压计
2. 测量血压
(1)取合适体位，暴露一臂，手掌向上伸直肘部。
(2)袖带缠绕使袖带下缘距肘窝上约 2 cm，松紧合适。
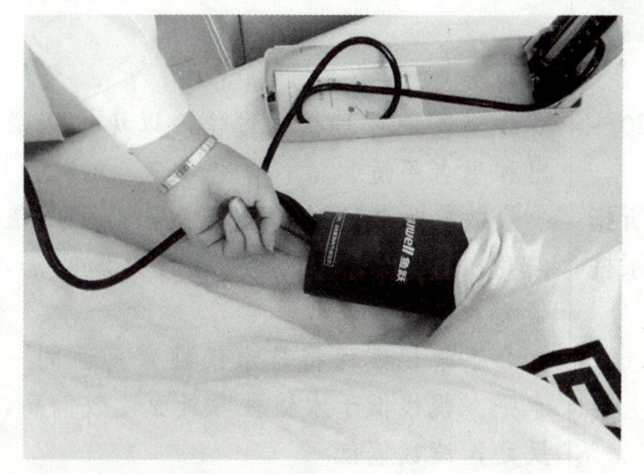</td><td>◇将脉率数记录在记录本上
◇脉搏短绌者以分数式记录，记录方式为心率/脉率。如心率 200 次/min，脉率为 60 次/min，则写成 200/60 次/min

◇袖带缠得太松，充气后呈气球状，有效面积变窄，使血压测得值偏高；袖带缠得太紧，未注气已受压，使血压测量值偏低</td></tr>
</table>

续表

步骤	要点与难点
(3)血压计“0”点和肱动脉、心脏处于同一水平。	◇若肱动脉高于心脏水平，测得血压值偏低；肱动脉低于心脏水平，测得血压值偏高
(4)听诊器置于肱动脉搏动处，一手稍加固定。 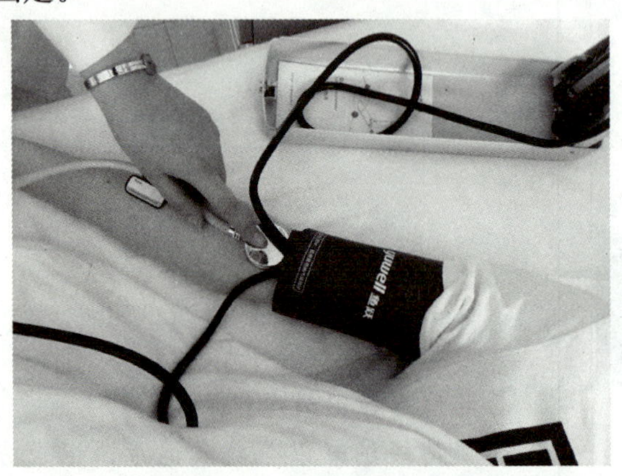	◇避免听诊器胸件塞在袖带下，以免局部受压较大和听诊时出现干扰声
(5)打开水银槽开关，关闭输气球气门。 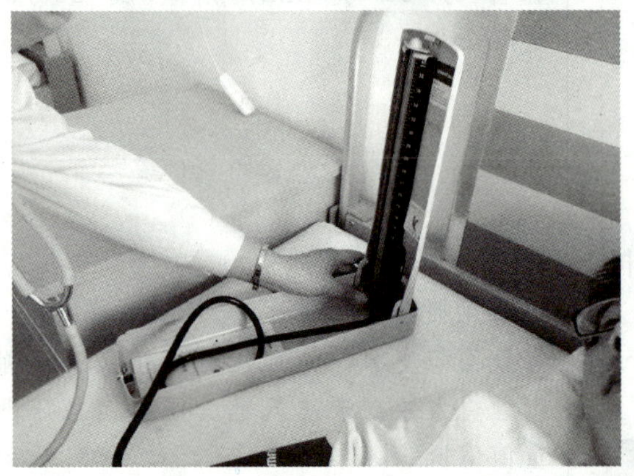	
(6)充气至肱动脉搏动音消失，再升高 20～30 mmHg。	◇充气不可过猛、过快，以免水银溢出和患者不适
(7)缓慢放气，听到第一声搏动时汞柱所指刻度为收缩压，搏动声突然变弱或消失时汞柱所指刻度为舒张压。	◇放气太慢，使静脉充血，舒张压值偏高；放气太快，未注意到听诊间隔，猜测血压值 ◇眼睛视线保持与水银柱弯月面同一水平。视线低于水银柱弯月面读数偏高，反之，读数偏低
(8)取下袖带，驱尽袖带内空气。	

续表

步骤	要点与难点
3. 安置患者 4. 整理血压计：卷平袖带放入血压计盒内，右倾45°；关闭水银槽开关，关闭血压计盒盖 5. 洗手，记录 6. 终末处置	◇将所测血压值按收缩压/舒张压(mmHg)记录在记录本上，当变音与消失音之间有差异时，两读数都应记录，方式是收缩压/变音/消失音 mmHg，如：120/84/60 mmHg ◇洗手后将血压值转记至体温单上

二、生命体征测量操作评分标准

生命体征测量操作评分标准

体温、脉搏、呼吸测量

序号：________ 姓名：________ 得分：________		实分	扣分
目的 （5 分）	观察体温、脉搏、呼吸的变化，为疾病的诊断、治疗和护理提供依据	5	
评估 （10 分）	1. 患者的年龄、病情、意识状态及治疗情况	4	
	2. 患者的心理状态，合作程度	3	
	3. 解释目的、注意事项及配合方法	3	
准备 （5 分）	1. 患者：30 min 内无进食，活动，冷、热敷，洗澡，坐浴，灌肠及情绪激动等	2	
	2. 护士：洗手、戴口罩、帽子，衣着整洁	1	
	3. 用物：体温计、纱布、弯盘、手表、听诊器	2	
流程 （60 分）	测体温		
	1. 检查体温计刻度是否在 35℃以下	5	
	2. 根据病情选择测量体温的方法	10	
	（1）口腔测量：		
	口表水银端斜放于舌下热窝处	4	
	嘱患者闭口，勿用牙咬体温表	3	
	3～5 min 取出	3	
	（2）腋下测量：		
	解开衣袖，用纱布擦干一侧腋下	2	
	将体温表水银端放于腋窝深处，紧贴皮肤	3	
	曲臂过胸，夹取体温表	3	
	8～10 min 取出	2	
	（3）直肠测量：		
	暴露肛门	2	
	润滑肛表	2	
	将体温表水银端轻轻插入肛门 3～4 cm 固定	3	
	3 min 取出，擦净肛门	3	
	3. 擦净体温表	2	
	4. 看明度数，体温表甩至 35 ℃以下	3	
	测量脉搏、呼吸		
	1. 患者近侧手臂腕部伸展，置舒适位置	5	
	2. 将食指、中指、无名指的指端按在患者桡动脉表面	5	
	3. 计脉搏次数	5	
	4. 手仍按在患者腕上，观察患者胸部或腹部起伏，计呼吸次数	5	
	5. 记录	5	
	6. 安置患者	5	
	7. 终末处理	5	
	8. 将测量结果绘制在体温单上	5	

续表

序号：________ 姓名：________ 得分：________		实分	扣分
注意事项（10分）	1. 根据病情选择合适的测量体温的方法。发现体温与病情不相符时，可重新测量，必要时做肛温、口温对照	2.5	
	2. 若不慎咬破体温计而吞下水银时，可立即口服大量蛋白水和牛奶，在不影响病情的情况下，可服大量韭菜等粗纤维食物	2.5	
	3. 异常呼吸、脉搏需测 1 min，脉搏短绌的患者应由 2 名护士同时测量，一人听心率，一人测脉率，同时开始计数 1 min。记录方式：心率/脉率/分	3	
	4. 给小儿及神志不清患者测体温时，要注意固定体温表，防止意外	2	
评价（10分）	1. 患者配合，了解测量的注意事项	4	
	2. 体温表放置位置正确，固定良好	3	
	3. 测量结果正确	3	

血压测量

序号：________ 姓名：________ 得分：________		实分	扣分
目的（5分）	观察血压的变化，为疾病的诊断、治疗和护理提供依据	5	
评估（10分）	1. 患者的病情治疗情况、肢体活动度、功能障碍等	4	
	2. 患者的心理状态、合作程度	3	
	3. 解释目的、配合方法及血压的正常范围	3	
准备（5分）	1. 患者：30 min 内无活动、情绪波动等	2	
	2. 护士：洗手，戴口罩、帽子，衣着整洁	1	
	3. 用物：治疗盘内备血压计、听诊器、笔、记录纸	2	
流程（60分）	1. 检查血压计	10	
	2. 测量血压：		
	取合适体位，暴露一臂，手掌向上伸直肘部	2	
	袖带缠绕使袖带下缘距肘窝上约 2 cm，松紧合适	5	
	血压计“0”点和肱动脉、心脏处于同一水平	3	
	听诊器置于肱动脉搏动处，一手稍加固定	5	
	打开水银槽开关，关闭输气球气门	2	
	打气至肱动脉搏动音消失，再升高 20～30 mmHg	3	
	缓慢放气，听到第一声搏动时汞柱所指刻度为收缩压，搏动声突然变弱或消失时汞柱所指刻度为舒张压	5	
	取下袖带，驱尽袖带内空气	5	
	3. 安置患者	3	
	4. 整理血压计：卷平袖带放入血压计盒内，右倾 45°关闭水银槽开关，关闭血压计盒盖	10	
	5. 洗手，记录	2	
	6. 终末处置	5	

续表

序号：______ 姓名：______ 得分：______		实分	扣分
注意事项（10分）	1. 密切观察或长期观察血压的患者应做到四定：定部位、定体位、定血压计、定时间	3	
	2. 偏瘫患者应在健侧手臂测血压	3	
	3. 发现血压听不清或异常时应重新测量，驱尽袖带内气体，汞柱降至“0”，稍待片刻再测量	2	
	4. 血压计应定期检查	2	
评价（10分）	1. 患者配合	3	
	2. 上卷衣袖松紧适宜，注意患者保暖	3	
	3. 放气均匀，测量结果正确	4	

实训十　吸痰法

一、吸痰法实训指导

【目的】

1. 清除呼吸道分泌物，保持呼吸道通畅。
2. 促进呼吸功能，改善肺通气。
3. 预防并发症发生。

【评估】

患者

1. 评估病情，治疗情况。
2. 看：呼吸状况，缺氧情况。
3. 听：有无痰鸣音，确认痰多部位。
4. 查：口、鼻腔黏膜是否正常，有无鼻中隔偏曲。
5. 问：是否有义齿。
6. 判断：患者的合作程度。

仪器

1. 管道连接是否正确。
2. 电源电压与吸引器的电压是否相符。
3. 负压吸引器的性能。

【操作前准备】

1. 护士准备　衣帽整洁、修剪指甲、洗手、戴口罩、必要时戴手套。

2. 用物准备　电动吸引器或中心吸引器、治疗盘内备无菌碗或无菌罐 2 只(1 只放清洁纱布、1 只内盛生理盐水)、弯盘、无菌镊子、压舌板、电筒、吸痰管、听诊器，必要时备注射器、棉签、口腔用药、手套、开口器、舌钳。

3. 环境准备　清洁宽敞、温湿度适宜。

4. 患者准备　了解释操作的目的、注意事项、检查患者口腔、取下活动义齿。

【操作步骤】

步骤	要点与难点
1. 查对确认患者 2. 翻身叩背，予以高浓度吸氧	◇改变吸氧浓度时先取下吸氧管，调流量，重新插管 ◇一般成人 40.0～53.3 kPa(300～400 mmHg)，儿童<40 kPa(300 mmHg)

续表

步骤	要点与难点
3. 患者头部转向操作者，昏迷患者协助张口 4. 打开吸引器(电动吸引器或中心负压吸引器)，调节压力 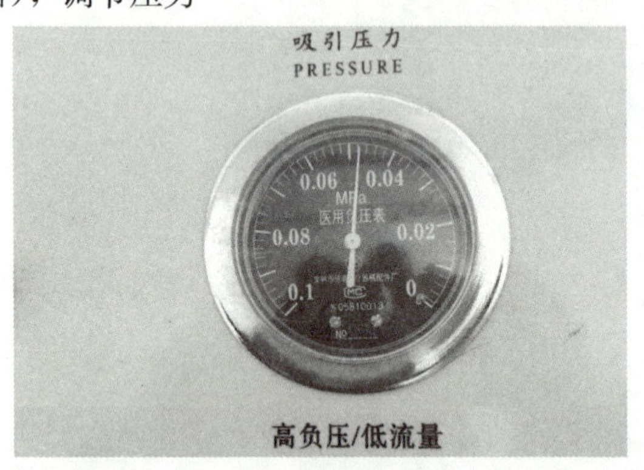 	◇若口腔吸痰有困难，可由鼻腔吸引；昏迷患者可用压舌板或张口器帮助其张口
5. 连接吸痰管，用血管钳或戴手套持吸痰管试吸生理盐水，确认通畅 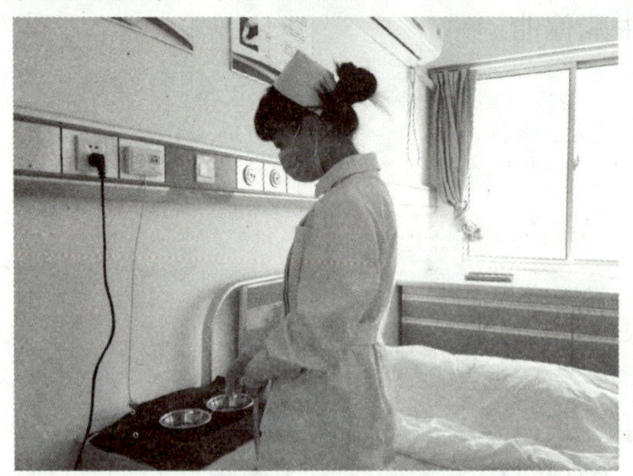	◇检查吸痰管是否通畅，同时润滑导管前端 ◇插管时不可有负压，以免引起呼吸道黏膜损伤 ◇若气管切开吸痰，注意无菌操作，先吸气管切开处，再吸口(鼻)部
6. 去除氧气，阻断负压，吸痰管插入气管口或鼻腔	
7. 接通负压，左右旋转，上提吸痰 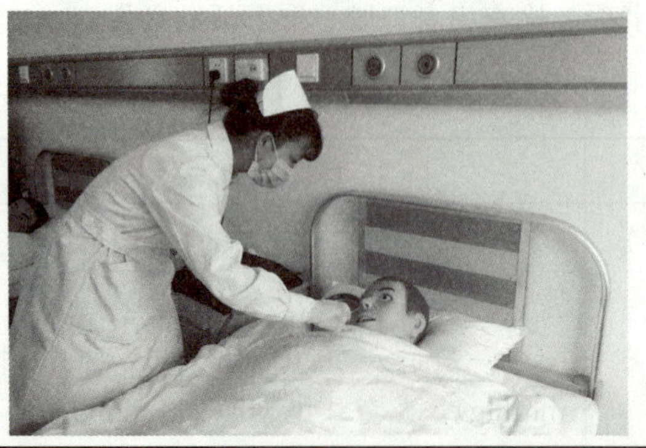	

续表

步骤	要点与难点 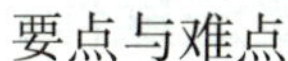
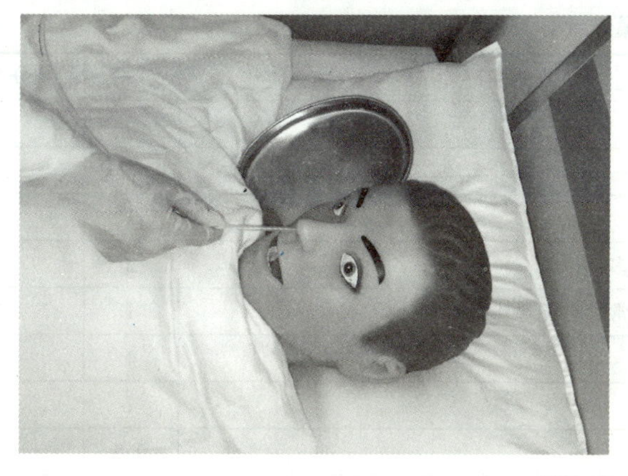 8. 抽吸生理盐水冲洗吸痰管 9. 同法吸痰数次，两次之间间隔数秒或根据血氧饱和度状况判断间隔时间 10. 观察分泌物的性状，同时观察患者的面色、呼吸及生命体征总体情况。如生命体征有变化立即停止吸痰。吸痰毕，吸入高浓度氧气 1～2 min 至病情平稳 11. 安置患者 擦净脸部分泌物，体位舒适，整理床单位。 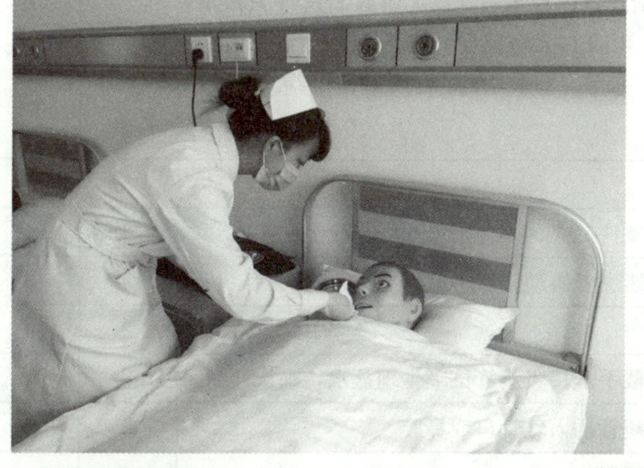 12. 整理用物 吸痰管按一次性用物处理，吸痰的玻璃接管插入盛有消毒液的试管中浸泡。 13. 洗手后记录 记录痰液的性状、量、黏稠度等。	◇一根吸痰导管只使用 1 次，每次吸痰时间＜15 s ◇吸痰用物根据吸痰操作性质每班更换或每日更换 1～2 次

二、 吸痰法操作评分标准

吸痰法操作评分标准

序号：______	姓名：______	得分：______	实分	扣分
目的(5分)		清除呼吸道分泌物，保持呼吸道通畅	5	
评估（10分）	患者	1. 评估病情，治疗	2	
		2. 看：呼吸状况，缺氧情况	1	
		3. 听：有无痰鸣音，确认痰多部位	2	
		4. 查：口、鼻腔黏膜是否正常，有无鼻中隔偏曲	1	
		5. 问：是否有义齿	1	
		6. 判断：患者的合作程度	1	
	仪器	1. 管道连接是否正确	0.5	
		2. 电源电压与吸引器的电压是否相符	0.5	
		3. 负压吸引器的性能	1	
准备（5分）	护士	1. 洗手	0.25	
		2. 戴口罩	0.25	
		3. 戴帽子	0.25	
		4. 必要时戴手套	0.25	
	患者	1. 解释操作的目的、注意事项	0.5	
		2. 检查患者口腔，取下活动义齿	0.5	
	环境	清洁，温度适宜，管理周围人员	1	
	用物	电动吸引器或中心吸引器、治疗盘内备无菌碗或无菌罐2只(1只放清洁纱布、1只内盛生理盐水)、弯盘、无菌镊子、压舌板、电筒、吸痰管、听诊器，必要时备注射器、棉签、口腔用药、手套、开口器、舌钳(少一项扣0.1分)	2	
流程（60分）	吸痰前（10分）	1. 查对确认患者	2	
		2. 翻身叩背，予以高浓度吸氧	2	
		3. 患者头部转向操作者，昏迷患者协助张口	2	
		4. 打开吸引器，调节压力	2	
		5. 连接吸痰管，用血管钳或戴手套持吸痰管试吸生理盐水，确认通畅	2	
	吸痰（30分）	1. 去除氧气，阻断负压，吸痰管插入气管口或鼻腔	6	
		2. 接通负压，左右旋转，上提吸痰	6	
		3. 抽吸生理盐水冲洗吸痰管(时间≤15 s)	6	
		4. 同法吸痰数次，两次之间间隔数秒或根据血氧饱和度状况判断间隔时间	6	
		5. 观察分泌物的性状，同时观察患者的面色、呼吸及生命体征总体情况。如生命体征有变化立即停止吸痰。吸痰毕，吸入高浓度氧气1～2 min，待病情平稳	6	

续表

<table>
<tr><td colspan="3">序号：________　　姓名：________　　得分：________</td><td>实分</td><td>扣分</td></tr>
<tr><td rowspan="12">流程
（60分）</td><td rowspan="5">吸痰后
（5分）</td><td>1. 予以高浓度吸氧</td><td>1</td><td></td></tr>
<tr><td>2. 评估吸痰效果，听诊，看面色、患者的安静度</td><td>1</td><td></td></tr>
<tr><td>3. 观察黏膜有无损伤</td><td>1</td><td></td></tr>
<tr><td>4. 擦净面部及口鼻分泌物</td><td>1</td><td></td></tr>
<tr><td>5. 根据病情调节合适的氧流量</td><td>1</td><td></td></tr>
<tr><td colspan="2">安置患者于舒适卧位</td><td>5</td><td></td></tr>
<tr><td rowspan="5">终末处置</td><td>1. 棉签、手套、一次性吸痰管放置于黄色垃圾袋</td><td>1</td><td></td></tr>
<tr><td>2. 弯盘放于0.05%含氯消毒液，浸泡30 min后清洗晾干备用</td><td>1</td><td></td></tr>
<tr><td>3. 用消毒毛巾擦拭治疗车</td><td>1</td><td></td></tr>
<tr><td>4. 整理吸痰盘</td><td>1</td><td></td></tr>
<tr><td>5. 包装袋弃于黑色垃圾袋</td><td>1</td><td></td></tr>
<tr><td colspan="2">记录痰液的性状、量、黏稠度</td><td>5</td><td></td></tr>
<tr><td rowspan="7">注意
事项
（10分）</td><td colspan="2">1. 严格无菌操作，避免感染</td><td>2</td><td></td></tr>
<tr><td colspan="2">2. 选择适当型号的吸痰管，粗细及软硬度均适宜</td><td>1</td><td></td></tr>
<tr><td colspan="2">3. 吸引器储液瓶吸出液不要过满，及时倾倒。电动吸引器连续使用不得超过2 h</td><td>1</td><td></td></tr>
<tr><td colspan="2">4. 一次吸痰时间一般不超过15 s，间隔数秒</td><td>2</td><td></td></tr>
<tr><td rowspan="2">5. 压力调节</td><td>成人：300～400 mmHg(0.040～0.053 MPa)</td><td rowspan="2">2</td><td rowspan="2"></td></tr>
<tr><td>小儿：250～300 mmHg(0.033～0.040 MPa)</td></tr>
<tr><td colspan="2">6. 痰液黏稠者可配合叩击、雾化吸入等方法，以提高吸痰效果，吸痰盘每日消毒更换</td><td>2</td><td></td></tr>
<tr><td rowspan="3">评价
（10分）</td><td colspan="2">1. 患者及家属理解吸痰的必要性</td><td>3</td><td></td></tr>
<tr><td colspan="2">2. 患者呼吸道分泌物被及时吸净，气道通畅，缺氧改善</td><td>4</td><td></td></tr>
<tr><td colspan="2">3. 操作正确熟练，动作轻柔流畅，及时发现患者病情变化</td><td>3</td><td></td></tr>
</table>

实训十一　氧气吸入(氧气筒法)

一、 氧气吸入实训指导

【目的】

供给患者氧气，改善缺氧状态。

【评估】

1. 核对患者姓名、床号、病情、缺氧程度及表现、合作程度、心理状态。
2. 鼻腔黏膜及有无分泌物堵塞。
3. 吸氧的浓度及类型。
4. 氧气筒四防(防热、防火、防震、防油)，空、满标志。

【操作前准备】

1. 护士准备　衣帽整洁、修剪指甲、洗手、戴口罩。

2. 用物准备　氧气装置一套，湿化瓶内装湿化液(容量1/2～2/3)。治疗盘内放：盛水容器(内装冷开水)，弯盘，鼻氧管(鼻塞或面罩)，纱布，棉签，胶布，扳手，笔，用氧记录单。

3. 环境准备　周围无烟火及易燃物品。

【操作步骤】

步骤	要点与难点
1. 给氧 (1)核对解释，清洁鼻腔。 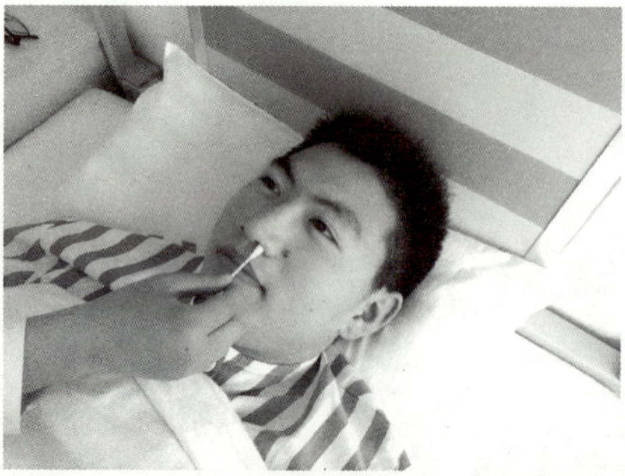	◇确认患者 ◇检查鼻腔有无分泌物堵塞及异常

续表

<table>
<tr><th>步骤</th><th>要点与难点</th></tr>
<tr><td>(2)检查氧气筒及各部件。
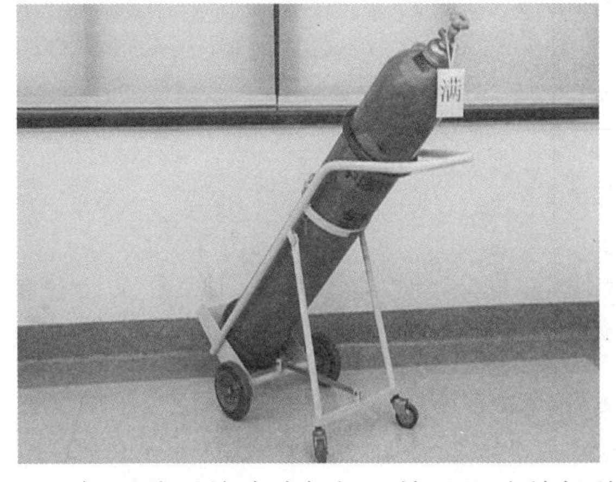
(3)打开总开关清洁气门，并且迅速关好总开关。
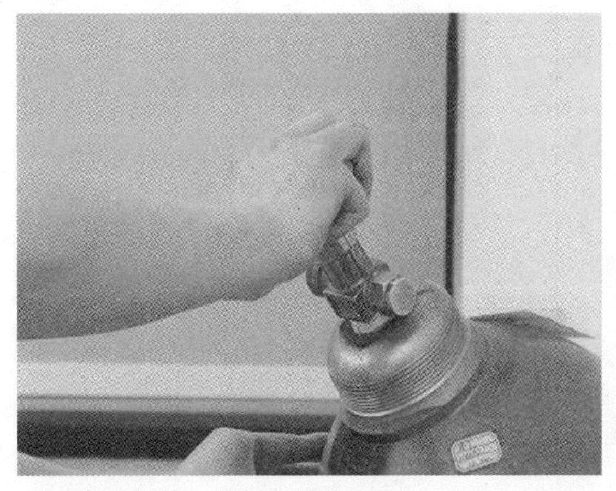
(4)将湿化瓶和通气导管连接在氧气表上。
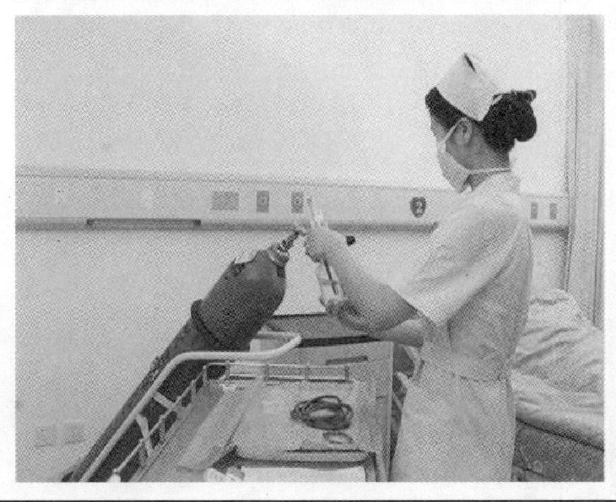</td><td>◇装表口诀：一吹(吹尘)、二紧(接瓶)、三上(装表)、四查(检查)</td></tr>
</table>

续表

步骤	要点与难点
(5)左手持氧气表略向后倾斜接于氧气筒气门上，用右手初次旋紧。 (6)用扳手加固旋紧使表直立。 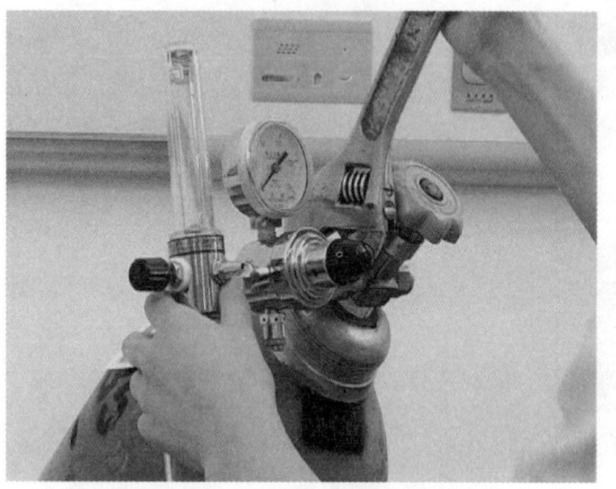 (7)将鼻氧管与氧气表的出口相连接。 (8)检查流量表是否关好→开总开关→开流量表。 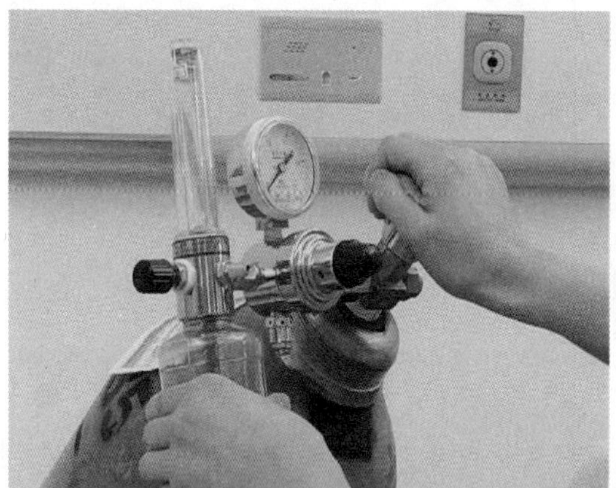 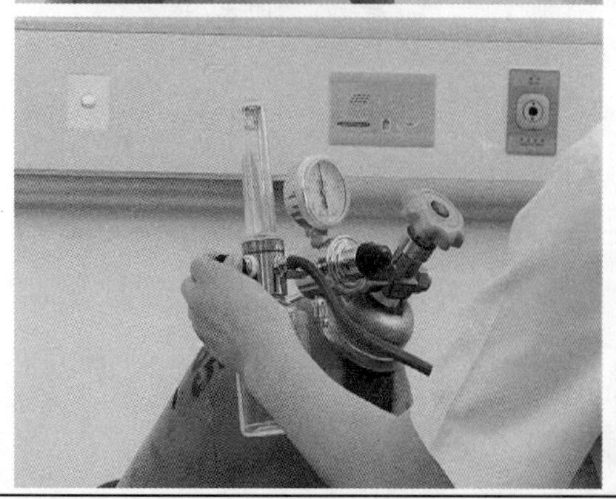	

续表

步骤	要点与难点
(9)检查各衔接部位是否漏气、氧气流出是否通畅(手感觉、听声音)。 (10)再次核对患者。 (11)按需调节流量。	◇根据病情、年龄、缺氧程度调节流量，小儿1～2 L/min、轻度缺氧者1～2 L/min、中度缺氧者2～4 L/min、严重缺氧者4～6 L/min，COPD患者1～2 L/min持续给氧 ◇先调节流量再插管
(12)湿润鼻氧管。	◇鼻氧管前端放入盛冷开水的治疗碗中湿润，并检查鼻氧管是否通畅
(13)插管。 将鼻氧管插入患者鼻孔1 cm。	◇动作轻柔，以免引起黏膜损伤
(14)固定。 将导管环绕患者耳部向下放置并调节松紧度。 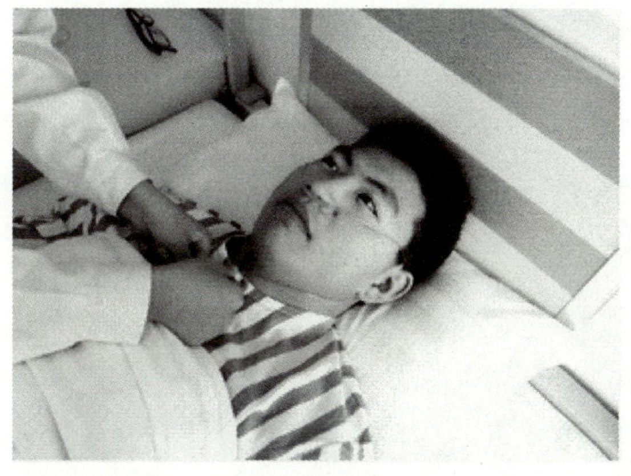	◇松紧适宜，防止因导管太紧引起皮肤受损
(15)记录。 开始用氧时间、氧流量、患者反应。 2. 观察 缺氧症状、实验室指标、氧气装置无漏气并通畅，有无氧疗不良反应。 3. 停氧 (1)先取下鼻氧管、关流量表、分离鼻氧管置于弯盘内。	

续表

步骤	要点与难点
(2)清洁鼻部。 (3)关总开关。 (4)打开流量表放尽余气后关上。 4. 卸表 5. 终末处理 6. 洗手，记录停氧时间、患者反应	 ◇卸表口诀：一关(关总开关)、二扶(扶压力表)、三松(松氧气筒气门与氧气表连接处)、四卸(卸表) ◇氧气筒上悬挂空或满标志 ◇有异常及时处理

二、氧气吸入操作评分标准

氧气吸入操作评分标准

序号：______　姓名：______　得分：______			实分	扣分
目的(5分)	供给患者氧气，改善缺氧状态		5	
评估(10分)	1. 核对患者姓名，床号，病情，缺氧程度及表现，合作程度，心理状态		3	
	2. 鼻腔黏膜及有无分泌物堵塞		2	
	3. 吸氧的浓度及类型		3	
	4. 氧气筒四防(防热、防火、防震、防油)，空、满标志		2	
准备(5分)	1. 环境：周围无烟火及易燃物品		2	
	2. 护士：洗手，戴口罩及帽子，仪表整洁		1	
	3. 用物：氧气装置一套，湿化瓶内装湿化液(容量1/2～2/3)。治疗盘内放：盛水容器(内装冷开水)，弯盘，鼻氧管(双侧鼻氧管、鼻塞或面罩)，纱布，棉签，胶布，扳手，笔，用氧记录单(共2分，少一项扣0.2分)		2	
流程(60分)	1. 给氧(25分)	a. 核对患者，解释目的，清洁鼻腔	3	
		b. 检查氧气筒及各部件	2	
		c. 打开总开关清洁气门，并且迅速关好总开关	2	
		d. 接通气导管和湿化瓶	2	
		e. 左手持氧气表略向后倾斜接于氧气筒气门上，用右手初次旋紧	1	
		f. 用扳手加固旋紧使表直立	1	
		g. 连接鼻氧管	1	
		h. 检查流量表是否关好→开总开关→按需调节流量	3	
		i. 检查各衔接部位是否漏气	1	
		j. 氧气流出是否通畅	1	
		k. 再次核对患者	2	
		l. 湿润鼻氧管	2	
		m. 插管，动作轻柔	1	
		n. 长度为1 cm(或鼻塞塞入鼻孔)	1	
		o. 将导管环绕患者耳后固定	1	
		p. 记录开始用氧时间	1	
	2. 观察并记录用氧情况		5	
	3. 停止吸氧(15分)	a. 用纱布包裹鼻氧管拔出，拔出的动作要轻柔，体现爱伤观念	3	
		b. 清洁鼻部	2	
		c. 关流量表	2	
		d. 分离鼻氧管置于弯盘内	2	
		e. 打开流量表放尽余气	2	
		f. 卸表	4	

续表

<table>
<tr><td colspan="3">序号：________ 姓名：________ 得分：________</td><td>实分</td><td>扣分</td></tr>
<tr><td rowspan="8">流程
（60 分）</td><td colspan="2">4. 再次核对患者并安置患者于舒适体位</td><td>3</td><td></td></tr>
<tr><td colspan="2">5. 再次嘱咐患者停止吸氧后的注意事项，如出现不适及时告知</td><td>3</td><td></td></tr>
<tr><td rowspan="5">6. 终末处理
（5 分）</td><td>a. 棉签、纱布及一次性吸氧管放入黄色垃圾袋内</td><td>1</td><td></td></tr>
<tr><td>b. 治疗碗送供应室灭菌处理</td><td>1</td><td></td></tr>
<tr><td>c. 弯盘置于 0.05％含氯消毒液内浸泡 30 min 后清洗晾干备用</td><td>1</td><td></td></tr>
<tr><td>d. 治疗车、治疗盘用 0.05％含氯消毒液擦拭</td><td>1</td><td></td></tr>
<tr><td>e. 流量表及扳手用 0.05％含氯消毒液擦拭</td><td>1</td><td></td></tr>
<tr><td colspan="2">7. 记录停氧时间，计算用氧时间，标明氧气筒内剩余氧气量</td><td>4</td><td></td></tr>
<tr><td rowspan="4">注意事项
（10 分）</td><td colspan="2">1. 注意用氧安全，切实做好四防：防火、防油、防热、防震</td><td>2</td><td></td></tr>
<tr><td colspan="2">2. 使用及停用氧气时严格执行操作程序，使用氧气时，先调后用，停用氧气后，先拔后关</td><td>3</td><td></td></tr>
<tr><td colspan="2">3. 使用过程中，观察患者缺氧改善情况。排除影响用氧效果的因素，按需调节流量</td><td>3</td><td></td></tr>
<tr><td colspan="2">4. 氧气筒内氧气不可用尽，压力表降至 5 kg/cm^2 即不可再用</td><td>2</td><td></td></tr>
<tr><td rowspan="5">评价
（10 分）</td><td colspan="2">1. 熟练安装，使用氧气表及各附件</td><td>2</td><td></td></tr>
<tr><td colspan="2">2. 湿化瓶配置及氧流量调节符合病情需要</td><td>2</td><td></td></tr>
<tr><td colspan="2">3. 插入鼻氧管时患者无不适，鼻氧管固定良好</td><td>2</td><td></td></tr>
<tr><td colspan="2">4. 用氧效果好，缺氧症状有无改善</td><td>2</td><td></td></tr>
<tr><td colspan="2">5. 动作轻柔，体现爱伤观念</td><td>2</td><td></td></tr>
</table>

实训十二　氧气吸入(中心供氧法)

一、 氧气吸入实训指导

【目的】

供给患者氧气，改善缺氧状态。

【评估】

1. 核对患者姓名、床号、病情、缺氧程度及表现、合作程度、心理状态。
2. 鼻腔黏膜及有无分泌物堵塞。
3. 吸氧的浓度及类型。
4. 整洁、安静、安全(周围无烟火及易燃品)。

【操作前准备】

1. 护士准备　衣帽整洁、修剪指甲、洗手、戴口罩。

2. 用物准备　治疗车上层：治疗盘、一次性使用双腔鼻氧管、氧气表、湿化瓶内装湿化液(容量1/2～2/3)、棉签、纱布、笔、用氧记录单、盛冷开水的治疗碗、弯盘。治疗车下层：医疗垃圾桶、生活垃圾桶。

3. 环境准备　周围无烟火及易燃物品。

【操作步骤】

步骤	要点与难点
1. 给氧 (1)核对解释，清洁鼻腔。	◇确认患者 ◇检查鼻腔有无分泌物堵塞及异常

续表

<table>
<tr><th>步骤</th><th>要点与难点</th></tr>
<tr><td>(2)装表(将氧气表对准设备带接口向下按压)，将湿化瓶和通气导管连接在氧气表上。
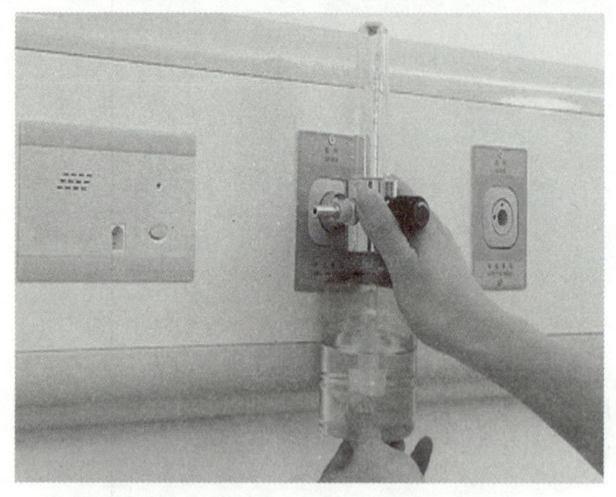
(3)将鼻氧管与氧气表的出口相连接。
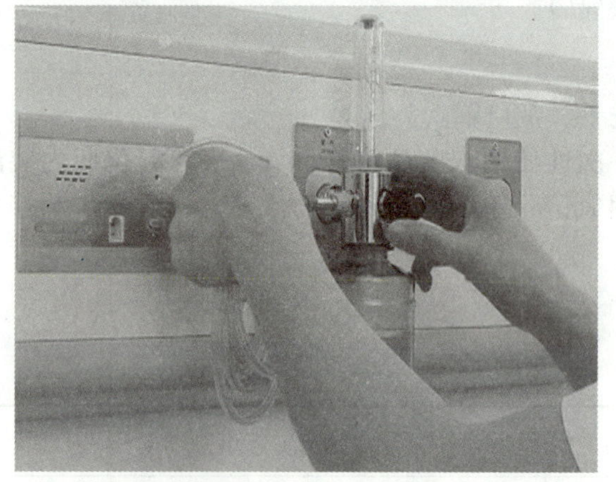
(4)打开氧气流量开关，检查氧气装置是否漏气(手感觉、听声音)。
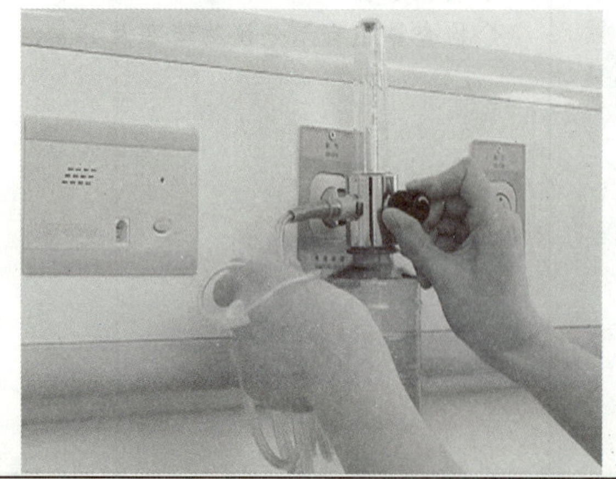</td><td></td></tr>
</table>

续表

步骤	要点与难点
(5)再次核对患者。	
(6)按需调节流量。	◇根据病情、年龄、缺氧程度调节流量 ◇小儿 1～2 L/min、轻度缺氧者 1～2 L/min、中度缺氧者 2～4 L/min、严重缺氧者 4～6 L/min，COPD 患者 1～2 L/min 持续给氧 ◇先调节流量再插管
(7)湿润鼻氧管。 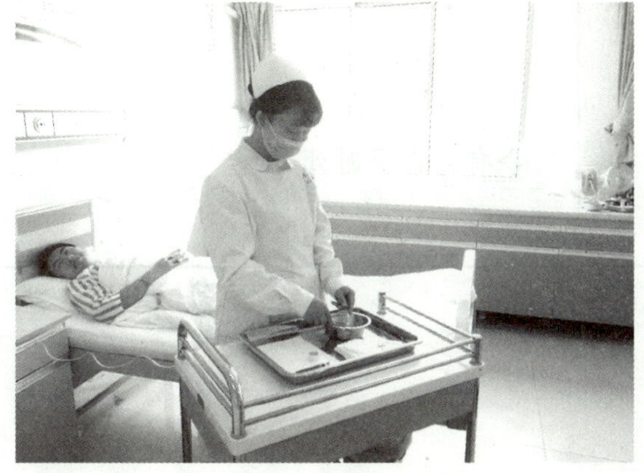	◇鼻氧管前端放入治疗碗冷开水中湿润，并检查鼻氧管是否通畅
(8)插管。将鼻氧管插入患者鼻孔 1 cm。	◇动作轻柔，以免引起黏膜损伤
(9)固定。将导管环绕患者耳部向下放置并调节松紧度。 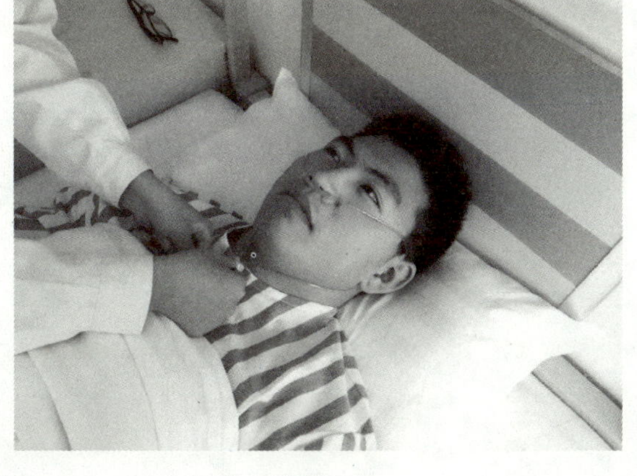	◇松紧适宜，防止因导管太紧引起皮肤受损

续表

步骤	要点与难点
(10)记录。开始用氧时间、氧流量、患者反应。 2. 观察 缺氧症状、实验室指标、氧气装置无漏气并通畅，有无氧疗不良反应。 3. 停氧 (1)取下鼻氧管。 (2)清洁鼻部。 (3)关流量表。 (4)分离鼻氧管置于弯盘内。 4. 卸表 5. 终末处理 6. 洗手，记录 停氧时间、患者反应。	◇有异常及时处理

二、氧气吸入操作评分标准

氧气吸入操作评分标准

<table>
<tr><td colspan="3">序号：__________　　姓名：__________　　得分：__________</td><td>实分</td><td>扣分</td></tr>
<tr><td>目的
(5分)</td><td colspan="2">供给患者氧气，改善缺氧状态</td><td>5</td><td></td></tr>
<tr><td rowspan="4">评估
(10分)</td><td colspan="2">1. 核对患者姓名，床号，病情，缺氧程度及表现，合作程度，心理状态</td><td>3</td><td></td></tr>
<tr><td colspan="2">2. 鼻腔黏膜及有无分泌物堵塞</td><td>2</td><td></td></tr>
<tr><td colspan="2">3. 吸氧的浓度及类型</td><td>3</td><td></td></tr>
<tr><td colspan="2">4. 环境安全</td><td>2</td><td></td></tr>
<tr><td rowspan="3">准备
(5分)</td><td colspan="2">1. 环境：周围无烟火及易燃物品</td><td>2</td><td></td></tr>
<tr><td colspan="2">2. 护士：洗手，戴口罩及帽子，仪表整洁</td><td>1</td><td></td></tr>
<tr><td colspan="2">3. 用物：氧气装置一套，湿化瓶内装湿化液(容量1/2～2/3)。治疗盘内放：盛水治疗碗(内装冷开水)，弯盘，鼻氧管(双侧鼻氧管、鼻塞或面罩)，纱布，棉签，胶布，扳手，笔，用氧记录单(共2分，少一项扣0.2分)</td><td>2</td><td></td></tr>
<tr><td rowspan="20">流程
(60分)</td><td rowspan="13">1. 给氧
(25分)</td><td>a. 核对患者，解释目的，清洁鼻腔</td><td>3</td><td></td></tr>
<tr><td>b. 装氧气表，接通气导管和湿化瓶</td><td>5</td><td></td></tr>
<tr><td>c. 连接鼻氧管</td><td>1</td><td></td></tr>
<tr><td>d. 打开流量表</td><td>3</td><td></td></tr>
<tr><td>e. 检查各衔接部位是否漏气</td><td>1</td><td></td></tr>
<tr><td>f. 氧气流出是否通畅</td><td>2</td><td></td></tr>
<tr><td>g. 再次核对患者</td><td>2</td><td></td></tr>
<tr><td>h. 按需调节流量</td><td>2</td><td></td></tr>
<tr><td>i. 湿润鼻氧管</td><td>2</td><td></td></tr>
<tr><td>j. 插管，动作轻柔</td><td>1</td><td></td></tr>
<tr><td>k. 长度为1 cm(或鼻塞塞入鼻孔)</td><td>1</td><td></td></tr>
<tr><td>l. 将导管环绕患者耳后固定</td><td>1</td><td></td></tr>
<tr><td>m. 记录开始用氧时间</td><td>1</td><td></td></tr>
<tr><td colspan="2">2. 观察并记录用氧情况</td><td>5</td><td></td></tr>
<tr><td rowspan="6">3. 停止吸氧
(15分)</td><td>a. 用纱布包裹鼻氧管拔出，拔出的动作要轻柔，体现爱伤观念</td><td>3</td><td></td></tr>
<tr><td>b. 清洁鼻部</td><td>2</td><td></td></tr>
<tr><td>c. 关流量表</td><td>2</td><td></td></tr>
<tr><td>d. 分离鼻氧管置于弯盘内</td><td>2</td><td></td></tr>
<tr><td>e. 打开流量表放尽余气</td><td>2</td><td></td></tr>
<tr><td>f. 卸表</td><td>4</td><td></td></tr>
</table>

续表

序号：______ 姓名：______ 得分：______			实分	扣分
流程（60分）	4. 再次核对患者并安置患者于舒适体位		3	
	5. 再次嘱咐患者停止吸氧后的注意事项，如出现不适及时告知		3	
	6. 终末处理（5分）	a. 棉签、纱布及一次性吸氧管放入黄色垃圾袋内	1	
		b. 治疗碗送供应室灭菌处理	1	
		c. 弯盘置于0.05%含氯消毒液内浸泡30 min后清洗晾干备用	1	
		d. 治疗车、治疗盘用0.05%含氯消毒液擦拭	1	
		e. 流量表及扳手用0.05%含氯消毒液擦拭	1	
	7. 记录停氧时间，计算用氧时间，标明氧气筒内剩余氧气量		4	
注意事项（10分）	1. 注意用氧安全，切实做好四防：防火、防油、防热、防震		3	
	2. 使用及停用氧气时严格执行操作程序，使用氧气时，先调后用，停用氧气后，先拔后关		4	
	3. 使用过程中，观察患者缺氧改善情况。排除影响用氧效果的因素，按需调节流量		3	
评价（10分）	1. 熟练安装，使用氧气表及各附件		2	
	2. 湿化瓶配置及氧流量调节符合病情需要		2	
	3. 插入鼻氧管时患者无不适，鼻氧管固定良好		2	
	4. 用氧效果好，缺氧症状有无改善		2	
	5. 动作轻柔，体现爱伤观念		2	

实训十三　鼻饲法

一、鼻饲法实训指导

【目的】

对不能经口进食或拒绝进食的患者补充营养、进行治疗。

【评估】

1. 询问患者身体状况，了解患者既往有无插管经历。
2. 向患者解释，取得患者合作。
3. 评估患者鼻腔状况，包括鼻腔黏膜有无肿胀、炎症，鼻中隔有无偏曲。

【操作前准备】

1. 护士准备　核对医嘱，查对确认患者；护士洗手、戴口罩，必要时戴手套。

2. 用物准备　治疗盘内放治疗碗、消毒胃管、镊子、弯盘、50 ml 注射器、纱布数块、液状石蜡、汽油或乙醚、棉签、胶布、治疗巾、夹子、别针、压舌板、听诊器、温开水、鼻饲液(温度 38～40 ℃)。

【操作步骤】

步骤	要点与难点
1. 调整患者体位 根据病情协助患者取半坐卧位或坐位(护士协助摇床头至合适位置)，无法坐起者取右侧卧位。 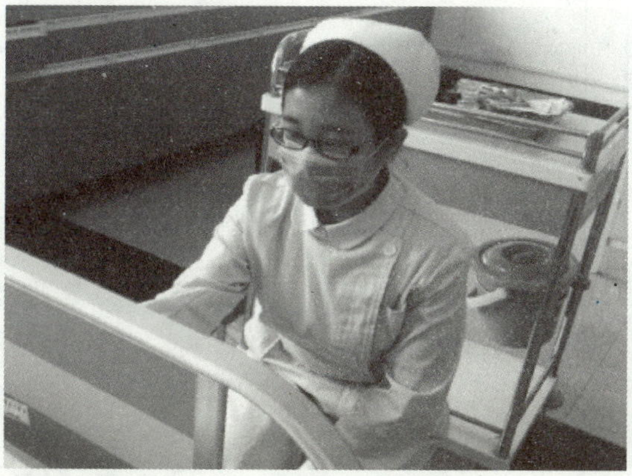	

续表

<table>
<tr><th>步骤</th><th>要点与难点</th></tr>
<tr><td>2. 清洗鼻腔
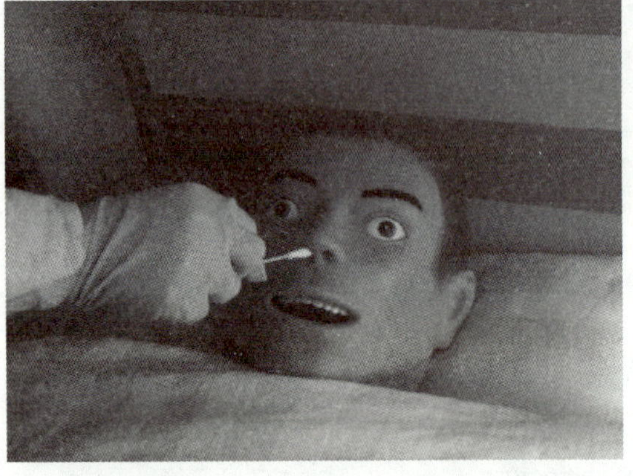</td><td></td></tr>
<tr><td>3. 插胃管
(1)铺治疗巾。
(2)润滑胃管前端。
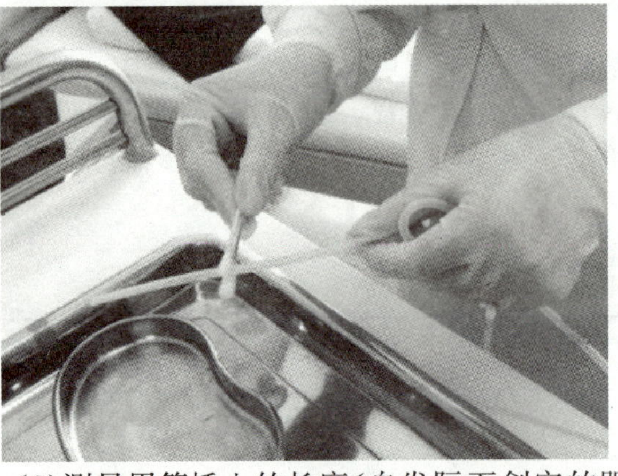</td><td>◇减轻插入胃管时的阻力和患者的不适</td></tr>
<tr><td>(3)测量胃管插入的长度(自发际至剑突的距离)。
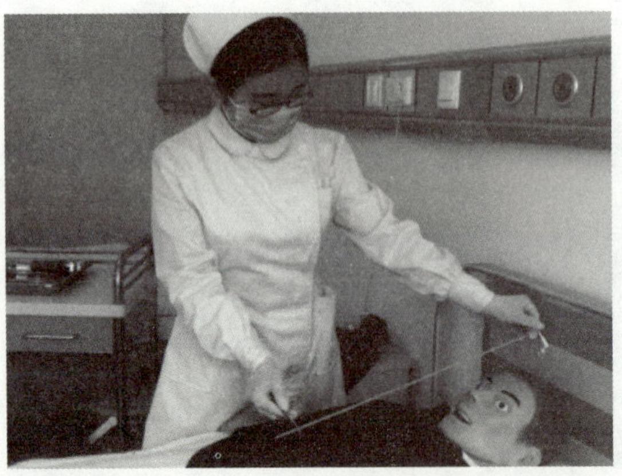</td><td>◇一般成人插入胃管的长度为45～55 cm，婴幼儿插入的长度为14～18 cm</td></tr>
</table>

续表

步骤	要点与难点
(4)自鼻孔轻轻插入。 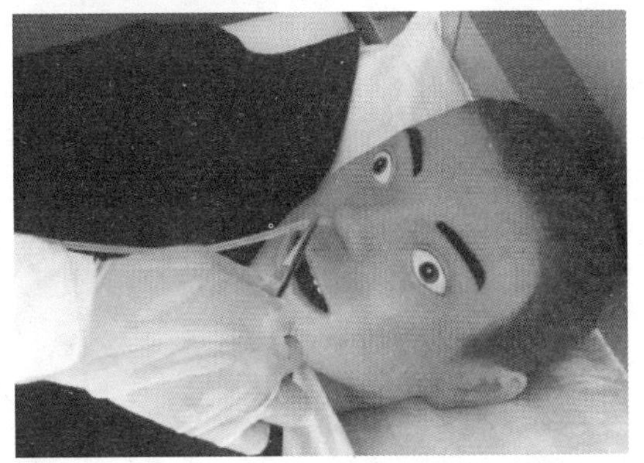 (5)插入10～15 cm，嘱患者做吞咽动作，继续插入至预定长度。 (6)检查口腔内有无胃管盘曲。 注：昏迷患者插胃管 (1)将患者头向后仰。 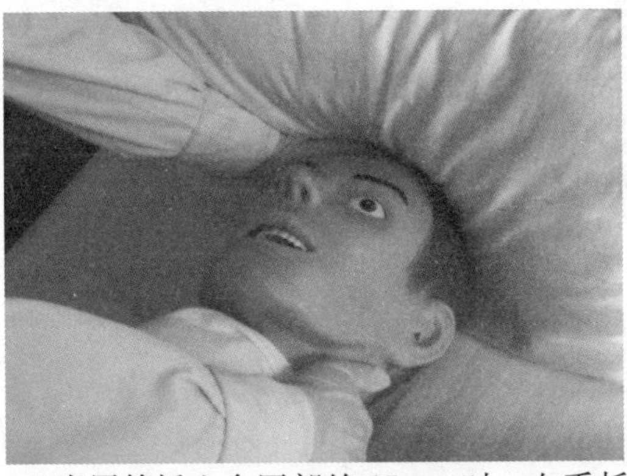 (2)当胃管插入会厌部约15 cm时，左手托起头部，使下颌靠近胸骨柄，加大咽部通道的弧度，使管端沿食管后壁滑行，插至所需长度。 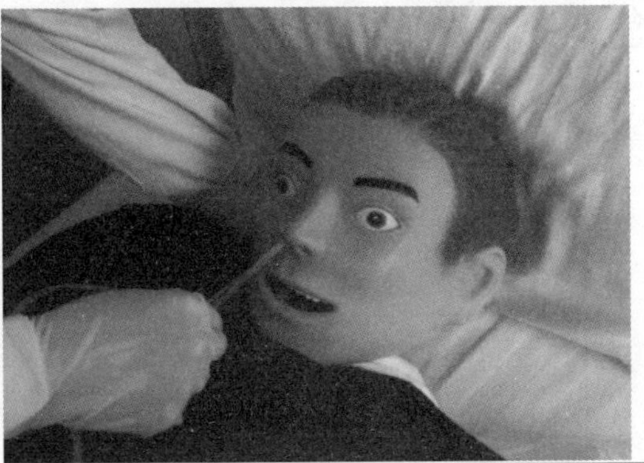	◇插管过程中患者出现呛咳、呼吸困难、发绀等，表示误入气管，应立即拔出，休息片刻重插 ◇插管过程中要密切观察患者情况

续表

步骤	要点与难点
4. 验证胃管是否在胃内，有三种方法 (1)用注射器抽吸，抽出胃液。 (2)注入 10 ml 空气，用听诊器在胃部能听到气过水声。 (3)将胃管末端放入盛水的碗中，无气体溢出。	
5. 固定胃管 (1)将胃管固定在鼻翼。 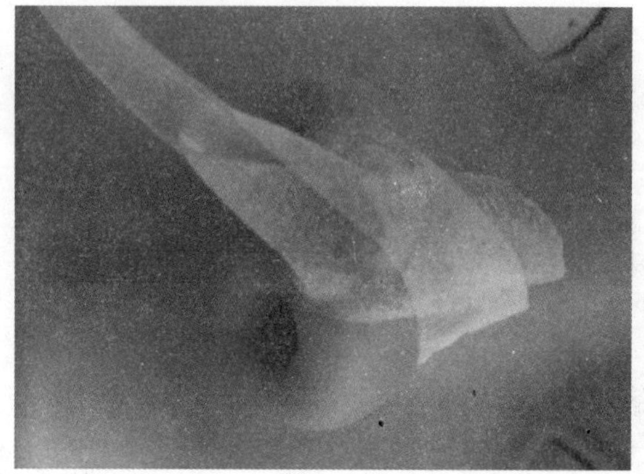 (2)将胃管固定在面颊部。 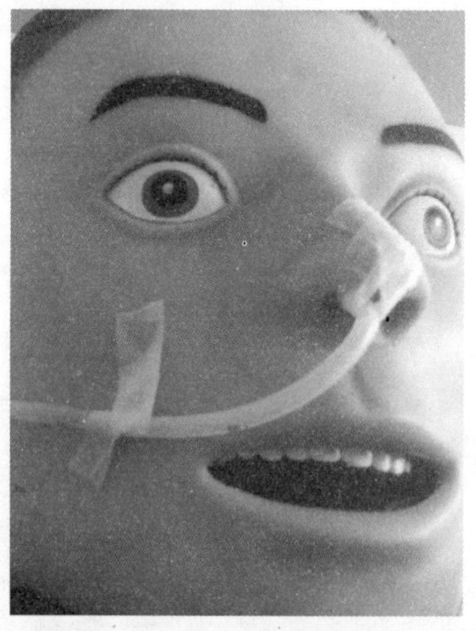	◇防止胃管移动或滑出，也可减少因操作给患者带来的不适

续表

<table>
<tr><th>步骤</th><th>要点与难点</th></tr>
<tr><td>6. 注入鼻饲液
(1)注入温开水→鼻饲液→温开水。
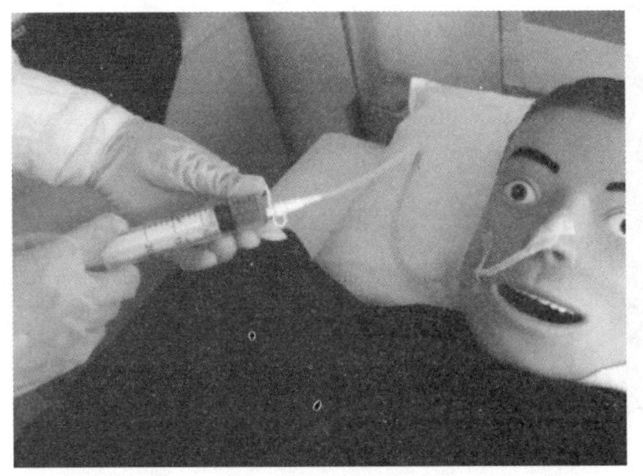
(2)纱布包好胃管末端、反折、夹紧、固定。
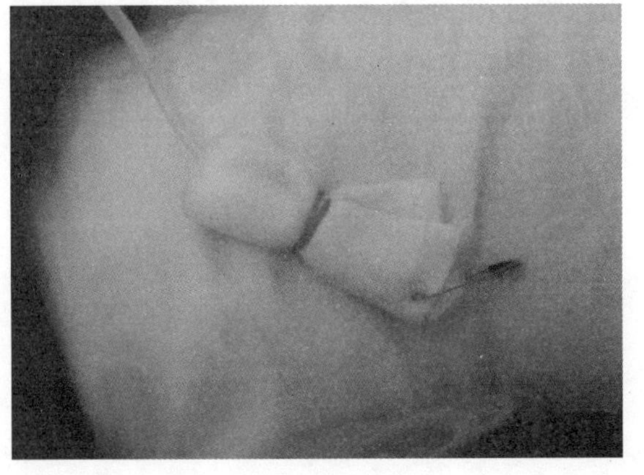
7. 安置患者
8. 清理用物
9. 拔管
(1)颌下置弯盘。</td><td>◇在开始推注流质饮食时，应注意速度不要过快，避免大量流质食物突然涌入患者的胃内而引起患者的不适
◇在操作过程中，应密切观察患者的情况，若有异常情况发生，应及时给予正确的处理
◇成年人每次灌注的液体量不应超过200 ml，两次灌注的间隔时间不应小于2 h，流质饮食的温度应保持在38～40 ℃，若灌入新鲜果汁，应避免与牛奶同时灌入，以免凝块产生
◇防止灌入的液体反流或胃管滑脱</td></tr>
</table>

续表

步骤	要点与难点
(2)夹紧胃管末端迅速拔出。 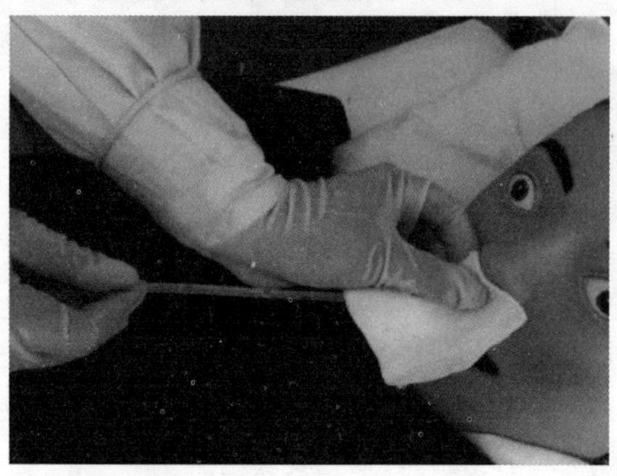 10. 安置患者 11. 终末处理 12. 洗手，记录	◇当胃管头端即将到达咽喉处时，在患者呼气时快速拔出，避免胃管内残留液体滴入气管

二、 鼻饲法操作评分标准

鼻饲法操作评分标准

序号：＿＿＿＿　姓名：＿＿＿＿　得分：＿＿＿＿		实分	扣分
目的 (5分)	对不能经口进食或拒绝进食的患者补充营养、进行治疗	5	
评估 (10分)	1. 询问患者身体状况，了解患者既往有无插管经历	2	
	2. 向患者解释，取得患者合作	5	
	3. 评估患者鼻腔状况，包括鼻腔黏膜有无肿胀、炎症、鼻中隔偏曲	3	
准备 (5分)	1. 核对医嘱，查对确认患者	1	
	2. 护士洗手、戴口罩，必要时戴手套	1	
	3. 准备用物：治疗盘内放治疗碗、消毒胃管、镊子、弯盘、50 ml注射器、纱布数块、液状石蜡、汽油或乙醚、棉签、胶布、治疗巾、夹子、别针、压舌板、听诊器、温开水、鼻饲液(温度38～40 ℃)	3	
流程 (60分)	1. 清洗鼻腔	5	
	2. 插胃管：		
	铺治疗巾	2	
	润滑胃管前端	3	
	测量胃管插入的长度(自发际至剑突的距离)	2	
	自鼻孔轻轻插入	3	
	插入10～15 cm，嘱患者做吞咽，继续插入至预定长度	5	
	检查口腔内有无胃管盘曲	5	
	3. 验证胃管是否在胃内，方法有三种：		
	用注射器抽吸，抽出胃液	2	
	注入10 ml空气，用听诊器在胃部能听到气过水声	2	
	将胃管末端放入盛水的碗中，无气体溢出	1	
	4. 固定胃管	5	
	5. 注入鼻饲液：		
	注入温开水→鼻饲液→温开水	3	
	纱布包好胃管末端、反折、夹紧、固定	2	
	6. 安置患者	3	
	7. 清理用物	2	
	8. 拔管：		
	颌下置弯盘	2	
	夹紧胃管末端迅速拔出	3	
	9. 安置患者	2	
	10. 终末处理	5	
	11. 记录	3	

续表

序号：________ 姓名：________ 得分：________		实分	扣分
注意事项（10分）	1. 插管过程中患者出现呛咳、呼吸困难、发绀等，表示误入气管，应立即拔出，休息片刻重插	2	
	2. 昏迷患者插管时，应将患者头向后仰，当胃管插入会厌部时约 15 cm，左手托起头部，使下颌靠近胸骨柄，加大咽部通道的弧度，使管端沿后壁滑行，插至所需长度	2	
	3. 每天检查胃管插入深度，鼻饲前检查胃管是否在胃内，并检查患者有无胃储留，胃内容物超过 150 ml 时，应当通知医师减量或者暂停鼻饲	2	
	4. 鼻饲给药时应先研碎，溶解后注入，鼻饲前后均应用 20 ml 水冲洗导管，防止管道堵塞	2	
	5. 鼻饲混合流食，应当间接加温，以免蛋白凝固	1	
	6. 对长期鼻饲的患者，应当定期更换胃管	1	
评价（10分）	1. 患者理解插管的目的，主动配合	5	
	2. 操作达到预期的治疗目的，患者安全	5	

实训十四　导尿术

一、导尿术实训指导

【目的】

1. 采集患者尿标本做细菌培养。
2. 为尿潴留患者引流尿液，减轻痛苦。
3. 用于患者术前膀胱减压以及下腹、盆腔器官手术中持续排空膀胱，避免术中误伤。
4. 患者尿道损伤早期或者手术后作为支架引流，经导尿管对膀胱进行药物灌注治疗。
5. 患者昏迷、尿失禁或者会阴部有损伤时，留置导尿管以保持局部干燥、清洁，避免尿液的刺激。
6. 抢救休克或者危重患者，准确记录尿量、比重，为病情变化提供依据。

【评估】

1. 核对患者姓名、床号、年龄与性别。
2. 病情及治疗情况。
3. 膀胱充盈度。
4. 会阴部的情况。
5. 自理能力。
6. 心理状态。
7. 解释操作目的，向患者交代注意事项。

【操作前准备】

1. 护士准备　洗手，戴口罩、帽子；必要时戴手套。
2. 患者准备　清洗会阴。
3. 环境准备　关闭门窗，温度适宜；必要时遮挡患者。
4. 用物准备　治疗盘内备无菌导尿包(内装无菌导尿碗和弯盘、导尿管、小药杯、棉球、血管钳、镊子、润滑油棉球、标本瓶、洞巾)、治疗碗(内盛消毒液棉球、血管钳和镊子)、弯盘、手套或指套、无菌手套、无菌持物钳和容器、消毒溶液、尿袋、胶布、生理盐水、一次性尿垫、浴巾、便盆及便盆布。

【操作步骤】

<table>
<tr><th>步骤</th><th>要点与难点</th></tr>
<tr><td>1. 核对医嘱，做好准备
2. 携带用物至床旁，准备好环境，协助患者做好准备
3. 消毒外阴
(1)充分暴露外阴。
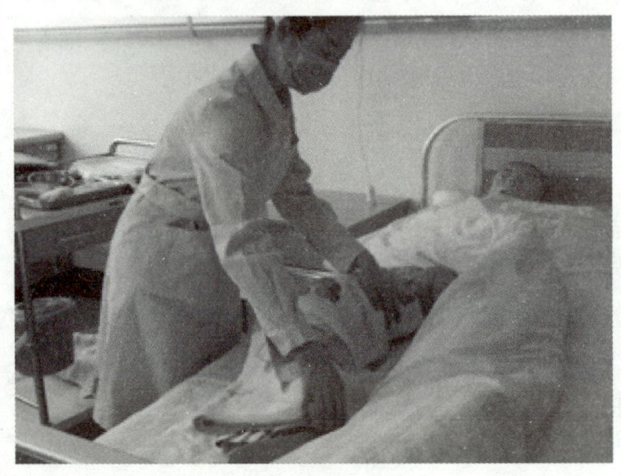
(2)一次性治疗巾垫于臀下。
(3)戴上手套或指套(左手)。
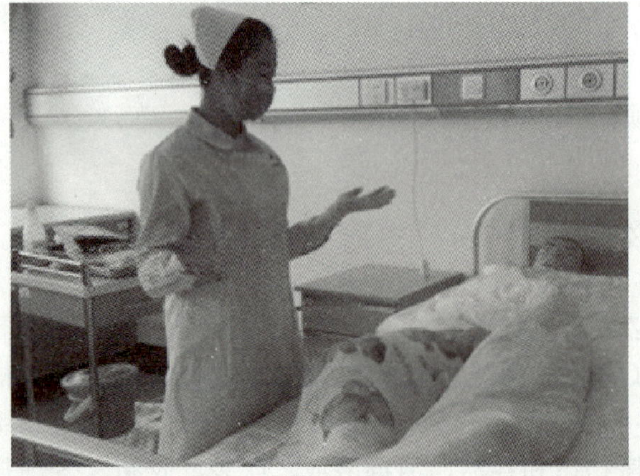</td><td>◇协助患者脱去对侧裤腿，盖在近侧腿上，对侧腿跟上半身用盖被遮盖，协助患者取屈膝仰卧位，浴巾盖在近侧腿上
◇一个棉球只能用一次防止已消毒的部位受污染
◇在消毒尿道口时，棉球要稍稍停留以增加消毒效果，每个棉球只能使用一次</td></tr>
<tr><td>(4)用消毒液棉球分别擦洗以下部位，顺序为：阴阜、对侧大阴唇、近侧大阴唇、对侧小阴唇、近侧小阴唇、尿道口、阴道口、肛门。</td><td>◇初步消毒外阴的顺序为由外向内，自上而下</td></tr>
</table>

续表

步骤	要点与难点
4. 插管前 (1)导尿包置于患者两腿间打开。 (2)倒消毒液于小药杯内。 (3)戴上无菌手套，铺洞巾。 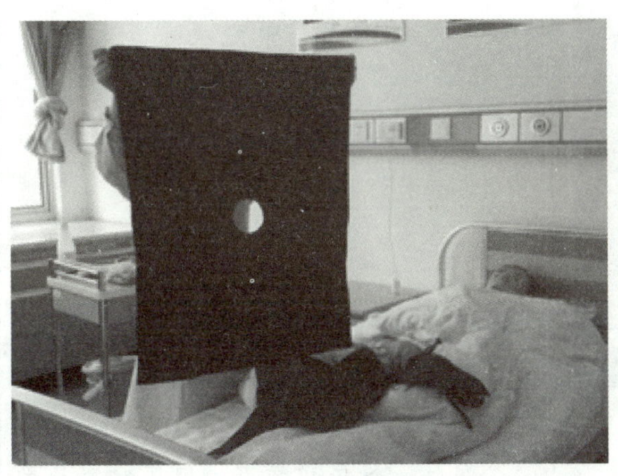 (4)若为气囊导尿管，注入 10～30 ml 生理盐水试充气囊，确保气囊无渗漏再抽出生理盐水。 (5)润滑导尿管前端，血管钳夹持导尿管置于治疗碗内。 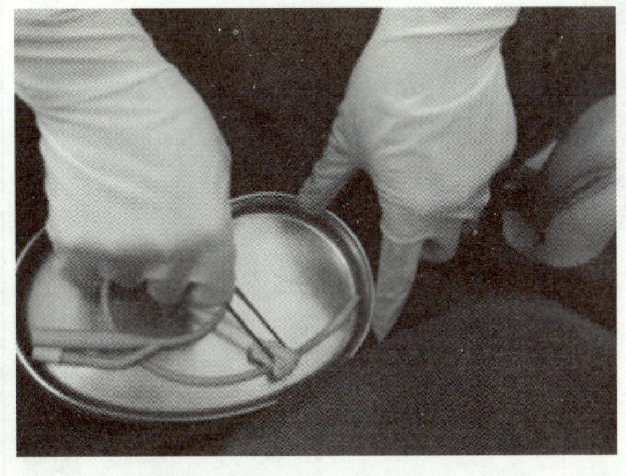	

续表

<table>
<tr><th>步骤</th><th>要点与难点</th></tr>
<tr><td>5. 消毒尿道口
夹取小药杯内棉球消毒尿道口→对侧小阴唇→近侧小阴唇→尿道口。
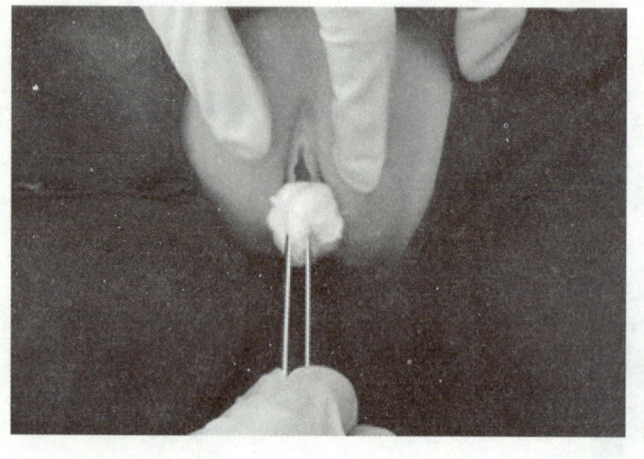</td><td></td></tr>
<tr><td>6. 插尿管
(1)一手暴露尿道口，一手持血管钳夹持尿管轻轻插入尿道 4～6 cm。
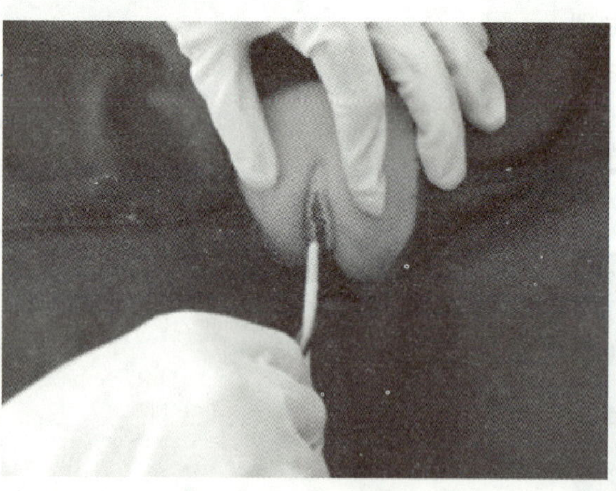
(2)见尿液流出再插入 1 cm。
(3)用无菌治疗碗接取尿液。
7. 必要时留取尿标本</td><td>◇虽然女性尿道短直，但仍然容易受到损伤，所以要注意插管的力度和角度</td></tr>
</table>

续表

<table>
<tr><th>步骤</th><th>要点与难点</th></tr>
<tr><td>8. 保留导尿
固定导尿管（若为气囊导尿管，见尿后再插入 2～3 cm，根据导尿管上注明的气囊容积向气囊内注入等量的生理盐水，向外轻拉导尿管使之固定在尿道口内）。
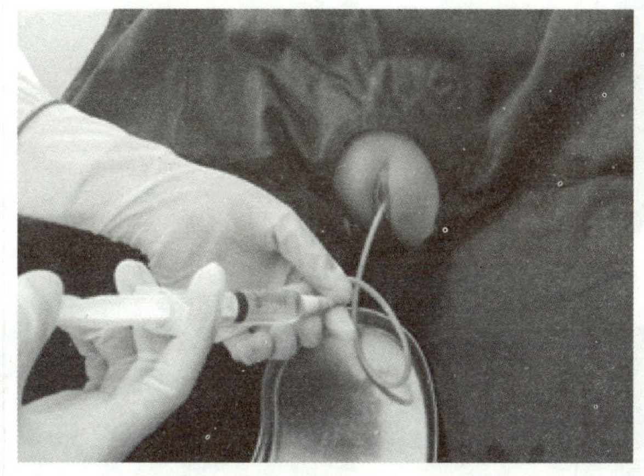
注：男性患者导尿术要点
初步消毒方法：操作者一只手持镊子夹取消毒棉球进行初步消毒，依次为阴阜、阴茎、阴囊。另一戴手套的手取无菌纱布裹住阴茎将包皮向后推暴露尿道口，自尿道口向外向后旋转擦拭尿道口、龟头及冠状沟。
再次消毒方法：弯盘移至近外阴处，一只手用纱布包住阴茎将包皮向后推，暴露尿道口。另一只手持镊子夹消毒棉球再次消毒尿道口、龟头及冠状沟。
导尿：一只手继续持无菌纱布固定阴茎并提起，使之与腹壁成 60°角，将弯盘置于洞巾口旁，嘱患者张口呼吸，用另一镊子夹持尿管对准尿道口轻轻插入尿道 20～22 cm，见尿再插入 1～2 cm。</td><td></td></tr>
</table>

续表

步骤	要点与难点
留置导尿尿管固定方法： 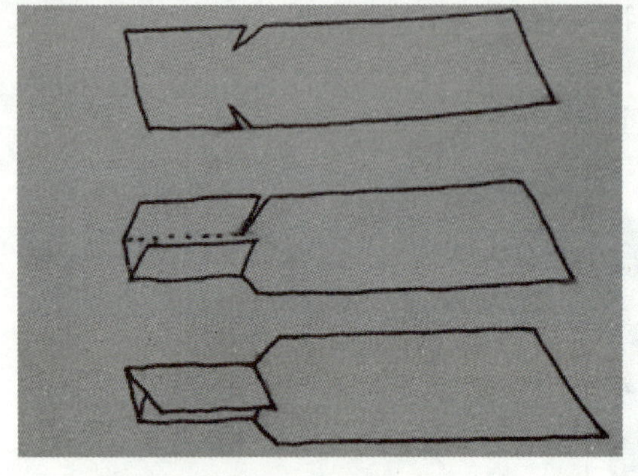 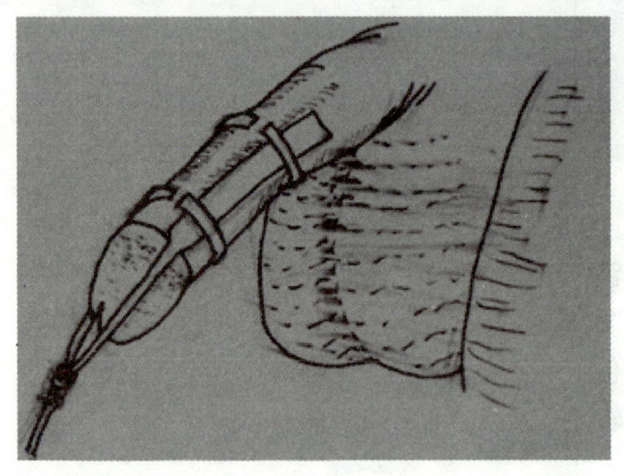 9. 拔管 10. 安置患者 11. 终末处理 治疗车推至处置室门口，一次性物品置于医疗垃圾袋内(黄色)；弯盘浸泡 30 min 后清洗晾干备用，治疗车、治疗盘用 0.05%含氯消毒液擦拭。 12. 洗手，记录	

二、导尿术操作评分标准

导尿术操作评分标准

序号：　　　　　姓名：　　　　　得分：			实分	扣分
目的（5分）	1. 采集患者尿标本做细菌培养		0.5	
	2. 为尿潴留患者引流尿液，减轻痛苦		1	
	3. 用于患者术前膀胱减压以及下腹、盆腔器官手术中持续排空膀胱，避免术中误伤		1	
	4. 患者尿道损伤早期或者手术后作为支架引流，经导尿管对膀胱进行药物灌注治疗		0.5	
	5. 患者昏迷、尿失禁或者会阴部有损伤时，留置导尿管以保持局部干燥、清洁，避免尿液的刺激		1	
	6. 抢救休克或者危重患者，准确记录尿量、比重，为病情变化提供依据		1	
评估（10分）	患者	1. 核对患者姓名、床号、年龄与性别	1	
		2. 病情及治疗情况	1	
		3. 膀胱充盈度	1	
		4. 会阴部的情况	1	
		5. 自理能力	1	
		6. 心理状态	1	
	解释	1. 目的	2	
		2. 指导患者相关事项	2	
准备（5分）	护士	1. 洗手，戴口罩、帽子	0.5	
		2. 必要时戴手套	0.5	
	患者	清洗会阴	0.5	
	环境	1. 关闭门窗，温度适宜	1	
		2. 必要时遮挡患者	0.5	
	用物	治疗盘内备无菌导尿包（内装无菌导尿碗和弯盘、导尿管、小药杯、棉球、血管钳、镊子、润滑油棉球、标本瓶、洞巾）、治疗碗（内盛消毒液棉球、血管钳和镊子）、弯盘、手套或指套、无菌手套、无菌持物钳和容器、消毒溶液、尿袋、胶布、生理盐水、一次性尿垫、浴巾、便盆及便盆布	2	
流程（60分）	1. 核对医嘱，做好准备		1	
	2. 携带用物至床旁，准备好环境，协助患者做好准备		1	
	3. 消毒外阴：			
	（1）充分暴露外阴		2	
	（2）一次性治疗巾垫于臀下		2	
	（3）戴上手套或指套		2	
	（4）用消毒液棉球分别擦洗以下部位，顺序为：阴阜、对侧大阴唇、近侧大阴唇、对侧小阴唇、近侧小阴唇、尿道口、阴道口、肛门		16	
	4. 插管前：			
	（1）导尿包置于患者两腿间打开		2	

续表

序号：________ 姓名：________ 得分：________			实分	扣分
流程（60分）	(2)倒消毒液于小药杯内		2	
	(3)戴上无菌手套，铺洞巾		2	
	(4)若为气囊导尿管，注入10～30 ml生理盐水试充气囊，确保气囊无渗漏再抽出生理盐水		2	
	(5)润滑导尿管前端，血管钳夹持导尿管置于治疗碗内		2	
	5. 消毒尿道口：			
	夹取小药杯内棉球消毒尿道口→对侧小阴唇→近侧小阴唇→尿道口		8	
	6. 插尿管：			
	(1)一手暴露尿道口，一手持血管钳夹持尿管轻轻插入尿道4～6 cm		2	
	(2)见尿液流出再插入1 cm		2	
	(3)用无菌治疗碗接取尿液		2	
	7. 必要时留取尿标本		2	
	8. 保留导尿：固定导尿管(若为气囊导尿管，见尿后再插入2～3 cm，根据导尿管上注明的气囊容积向气囊内注入等量的生理盐水，向外轻拉导尿管使之固定在尿道口内)		2	
	9. 拔管		2	
	10. 安置患者		2	
	11. 终末处理	治疗车推至处置室门口，一次性物品置于医疗垃圾袋内(黄色)	1	
		弯盘浸泡30 min后清洗晾干备用，治疗车、治疗盘用0.05%含氯消毒液擦拭	1	
	12. 洗手，记录		2	
注意事项（10分）	1. 患者留置尿管期间，尿管要定时夹闭		2	
	2. 尿潴留患者一次导出尿量不超过1 000 ml，以防出现虚脱和血尿		2	
	3. 患者尿管拔除后，观察患者排尿时的异常症状		2	
	4. 为男性患者插尿管时，遇有阻力，特别是尿管经尿道内口、膜部、尿道外口的狭窄部、耻骨联合下方和前下方处的弯曲部时，嘱患者缓慢深呼吸，慢慢插入尿管		2	
	5. 留置导尿时须妥善固定，尿管不扭曲，保持通畅，引流管低于膀胱位，保持会阴部清洁。观察尿液情况，鼓励患者多饮水，每周复查尿常规		2	
评价10分	1. 患者和家属了解导尿的目的、情绪稳定，主动配合		2	
	2. 操作达到预期的诊疗目的，患者安全、舒适		3	
	3. 保护患者隐私，操作过程注意保暖		2	
	4. 严格执行无菌操作原则		3	

注意事项：指导患者的相关内容

(1)指导患者放松，在插管过程中协调配合，避免污染。

(2)指导患者在留置尿管期间保证充足入量，预防发生感染和结石。

(3)告知患者在留置尿管期间防止尿管打折、弯曲、受压、脱出等情况发生，保持通畅。

(4)告知患者保持尿袋高度低于耻骨联合水平，防止逆行感染。

实训十五　灌肠

一、灌肠实训指导

【目的】

1. 为手术、分娩或者检查的患者进行肠道准备。
2. 刺激患者肠蠕动，软化粪便，解除便秘，排除肠内积气，减轻腹胀。
3. 稀释和清除肠道内有害物质，减轻中毒。
4. 灌入低温液体，为高热患者降温。

【评估】

1. 了解患者的病情、排便情况。
2. 了解患者的生命体征、临床诊断。
3. 了解患者肠道病变部位及肛周皮肤黏膜情况，腹部有无包块、胀气、灌肠禁忌证。
4. 了解患者的意识状况、心理状况及理解程度。
5. 向患者解释灌肠的目的，取得患者的配合。
6. 灌肠药物的作用及不良反应。

【操作前准备】

1. 护士准备　洗手、戴口罩、戴手套。
2. 患者准备　排便，帮助患者取左侧卧位，双腿屈曲。
3. 用物准备　治疗盘内放灌肠筒、筒内盛灌肠溶液(39～41 ℃、<1 000 ml)、量杯、肛管、血管钳、注洗器、弯盘、一次性尿垫、卫生纸、液状石蜡、棉签、0.1%～0.2%软皂液、温开水、输液架。
4. 环境准备　关闭门窗，调节室温；为患者遮挡；无其他人进食或治疗。

【操作步骤】

步骤	要点与难点
1. 插管前 (1)灌肠筒挂于输液架上，液面距肛门 40～60 cm(小量不保留灌肠，用注洗器抽吸灌肠液)。	

续表

步骤	要点与难点
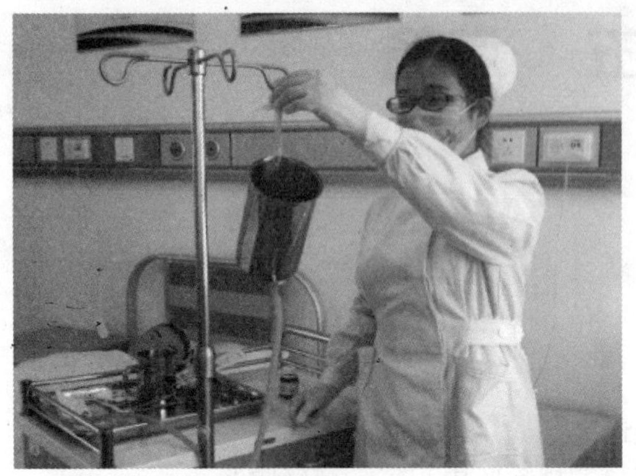 (2)脱裤露臀移至床沿，垫一次性尿垫，弯盘置臀旁。 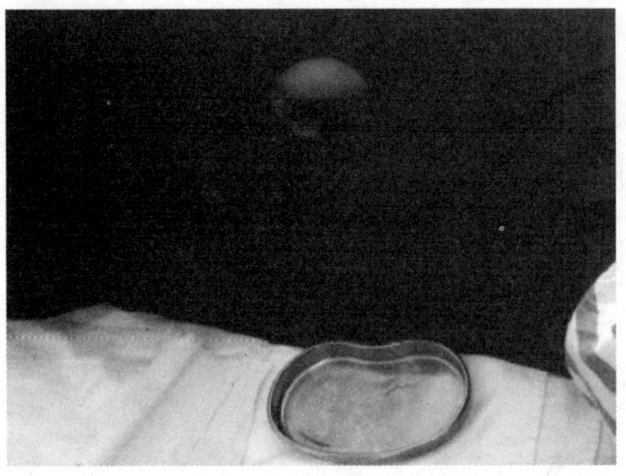 (3)连接肛管，润滑肛管前端，排气、夹管。 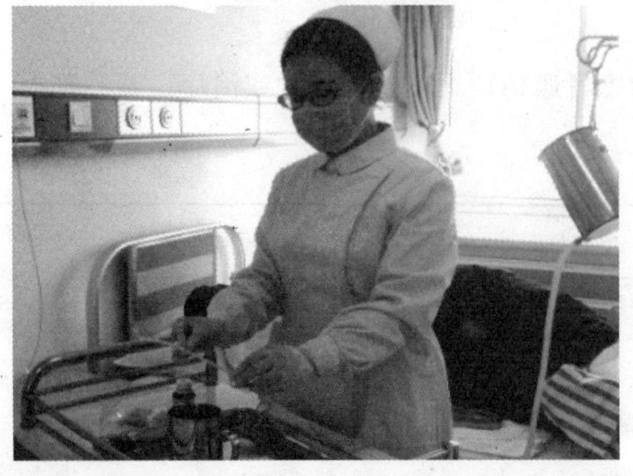	

续表

<table>
<tr><th>步骤</th><th>要点与难点</th></tr>
<tr><td>2. 插管
显露肛门，插管 7～10 cm。
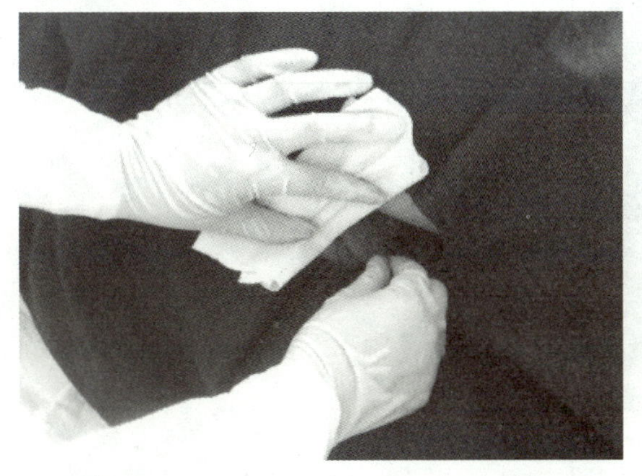</td><td></td></tr>
<tr><td>3. 灌肠
(1)去夹，固定。
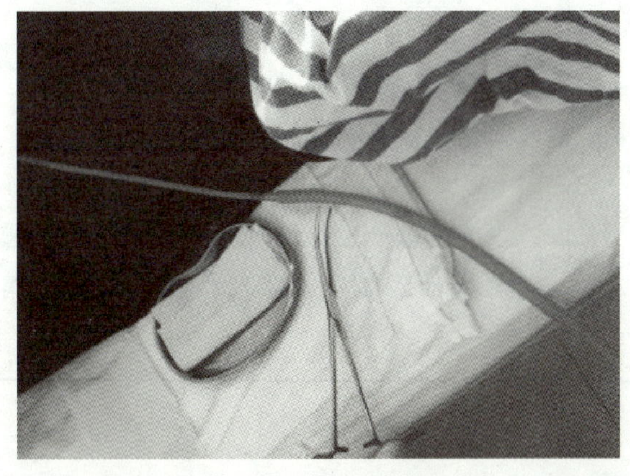</td><td></td></tr>
<tr><td>(2)观察患者反应及灌肠筒内液面下降情况。
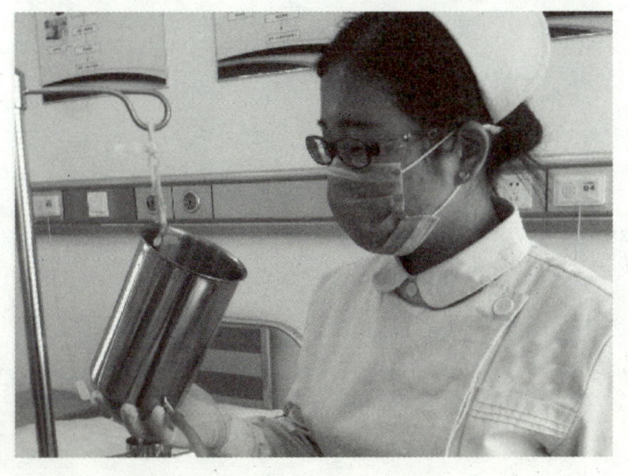</td><td>◇注意观察患者反应，患者有便意时，鼓励患者张口做深呼吸
◇若患者出现出冷汗、面色苍白、脉搏细速等表现，应立即停止灌肠，报告医生
◇告诉患者尽量保留液体 5～10 min 再排便，这样有利于粪便软化，顺利排出</td></tr>
</table>

续表

步骤	要点与难点
4. 拔管 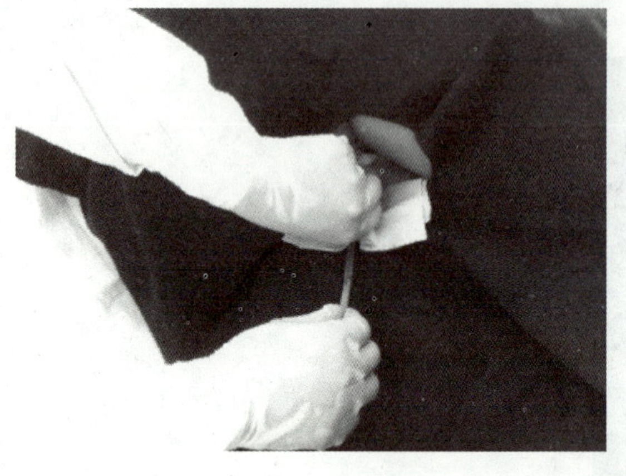 5. 灌肠后处理 (1)保留灌肠液 5～10 min(少量可保留 10～20 min)。 (2)协助排便，取出一次性尿垫。 6. 安置患者，开窗通风 7. 终末处理 8. 洗手，记录	◇记录的内容包括：灌肠的时间，灌注液体的种类，灌入的量，患者的情况等

二、灌肠操作评分标准

灌肠操作评分标准

序号：＿＿＿＿ 姓名：＿＿＿＿ 得分：＿＿＿＿		实分	扣分
目的（5分）	1. 为手术、分娩或者检查的患者进行肠道准备	2	
	2. 刺激患者肠蠕动，软化粪便，解除便秘，排除肠内积气，减轻腹胀	1	
	3. 稀释和清除肠道内有害物质，减轻中毒	1	
	4. 灌入低温液体，为高热患者降温	1	
评估（10分）	1. 了解患者的病情、排便情况	2	
	2. 了解患者的生命体征、临床诊断	2	
	3. 了解患者肠道病变部位及肛周皮肤黏膜情况，腹部有无包块、胀气、灌肠禁忌证	1	
	4. 了解患者的意识状况、心理状况及理解程度	1	
	5. 向患者解释灌肠的目的，取得患者的配合	2	
	6. 灌肠药物的作用及不良反应	2	
准备（5分）	1. 核对医嘱，做好准备，灌肠溶液的温度适宜	1	
	2. 护士：洗手，戴口罩、手套	0.5	
	3. 患者：排便，帮助患者取左侧卧位，双腿屈曲	0.5	
	4. 环境：关闭门窗，调节室温，为患者遮挡，无其他人进食、治疗	1	
	5. 用物：治疗盘内放灌肠筒、筒内盛灌肠溶液(39～41 ℃、<1 000 ml)、量杯、肛管、血管钳、注洗器、弯盘、一次性尿垫、卫生纸、液状石蜡、棉签、0.1%～0.2%软皂液、温开水、输液架	2	
流程（60分）	1. 插管前：		
	(1)灌肠筒挂于输液架上，液面距肛门 40～60 cm(小量不保留灌肠，用注洗器抽吸灌肠液)	4	
	(2)脱裤露臀移至床沿，垫一次性尿垫，弯盘置臀旁	8	
	(3)连接肛管，润滑肛管前端，排气、夹管	8	
	2. 插管：显露肛门，插管 7～10 cm	8	
	3. 灌肠：		
	(1)去夹，固定	4	
	(2)观察患者反应及灌肠筒内液面下降情况	4	
	4. 拔管	4	
	5. 灌肠后处理：		
	(1)保留灌肠液 5～10 min(少量可保留 10～20 min)	4	
	(2)协助排便，取出一次性尿垫	4	
	6. 安置患者，开窗通风	4	
	7. 终末处置	4	
	8. 洗手，记录	4	

续表

序号：________ 姓名：________ 得分：________		实分	扣分
注意事项（10分）	1. 对急腹症、妊娠早期、消化道出血的患者，严重的心血管疾病禁止灌肠	2	
	2. 正确选用灌肠溶液，掌握溶液的温度、浓度、量	1	
	(1)肝性脑病患者禁用肥皂水灌肠	1	
	(2)充血性心力衰竭和水钠患者禁用生理盐水灌肠	1	
	(3)降温用 28～32 ℃、中暑用 4 ℃等渗盐水灌肠，保留 30 min 排便，排便后 30 min 测体温	1	
	3. 插管动作要轻柔，避免损伤肠黏膜	2	
	4. 保持一定灌注压力和速度。灌肠中，患者感觉腹胀或有便意，嘱患者张口呼吸，以放松腹部肌肉，并降低灌肠筒的高度或减慢速度；如液面不降，可转动肛管；如出现脉速、面色苍白、出冷汗、剧烈腹痛、心慌气急等应立即停止灌肠，给予处理 伤寒患者灌肠量不能超过 500 ml，液面距肛门不得超过 30 cm	2	
评价（10分）	1. 执行查对制度，无差错	4	
	2. 关心患者，注意患者保暖，维护患者隐私	4	
	3. 患者配合操作，达到治疗目的	2	

实训十六　皮内注射

一、 皮内注射实训指导

【目的】

1. 将小量药液注入表皮与真皮之间，用于各种药物过敏，以观察局部反应。
2. 用于预防接种。
3. 用于局部麻醉的先驱步骤。

【评估】

1. 患者的病情、治疗情况、用药史及过敏史。
2. 穿刺部位的皮肤与肢体活动度。
3. 意识状态和对用药的认知。
4. 心理状态。
5. 合作程度。

【操作前准备】

1. 护士准备　衣帽整洁、修剪指甲、洗手、戴口罩。

2. 用物准备　治疗盘内放置注射器、药液、砂轮或启盖器、针头或头皮针、棉签、消毒液(如为药物过敏试验另备 0.1%盐酸肾上腺素和注射器)、无菌治疗巾、无菌镊。

3. 环境准备　清洁，温度适宜，光线适宜或者有足够的照明。

【操作步骤】

步骤	要点与难点
1. 接到医嘱、转抄医嘱、双人核对患者信息 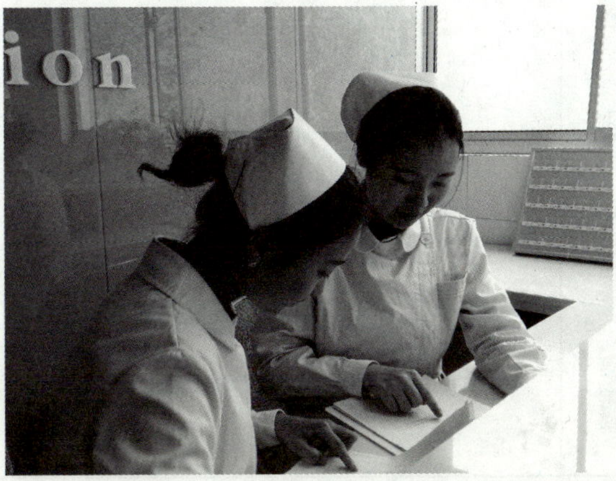	

续表

步骤	要点与难点
2. 评估患者 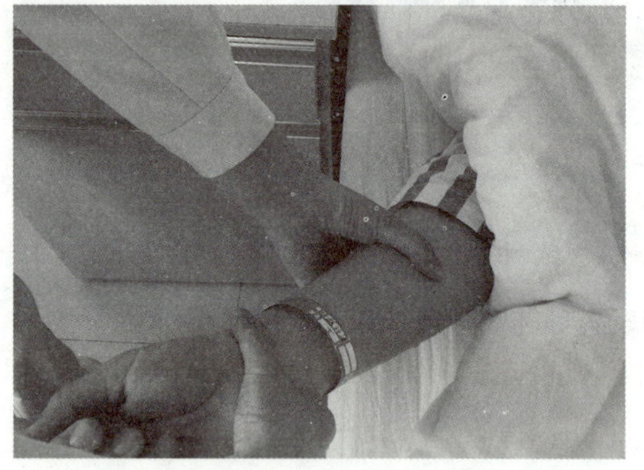	◇评估患者病情、治疗情况、用药史、过敏史 ◇查看注射部位皮肤(避开血管处),肢体活动度
3. 物品准备 (1)评估。 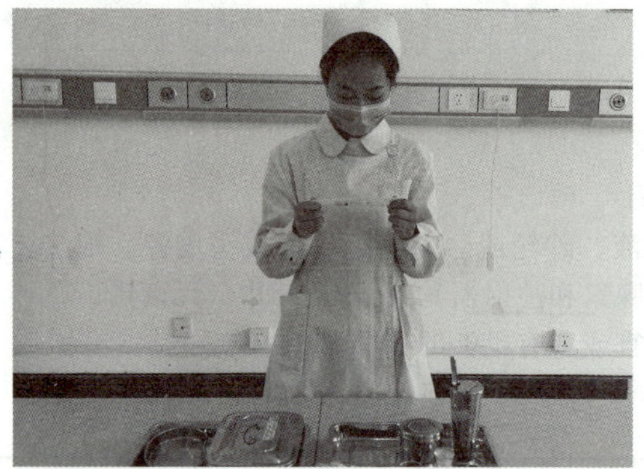 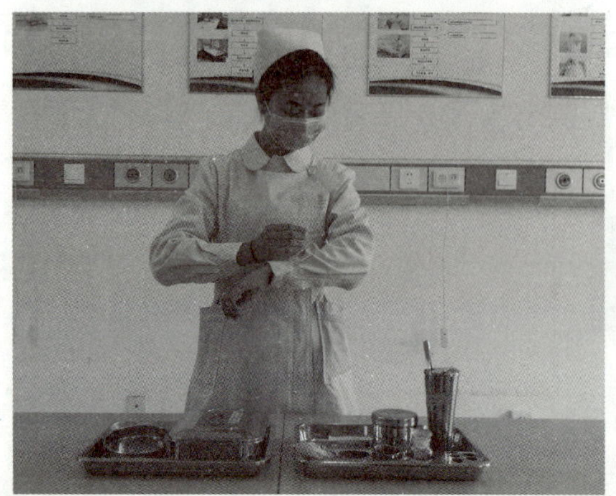	◇物品评估:核对检查物品名称、有效期、外包装是否漏气、药品质量(有无浑浊、沉淀)

续表

步骤	要点与难点
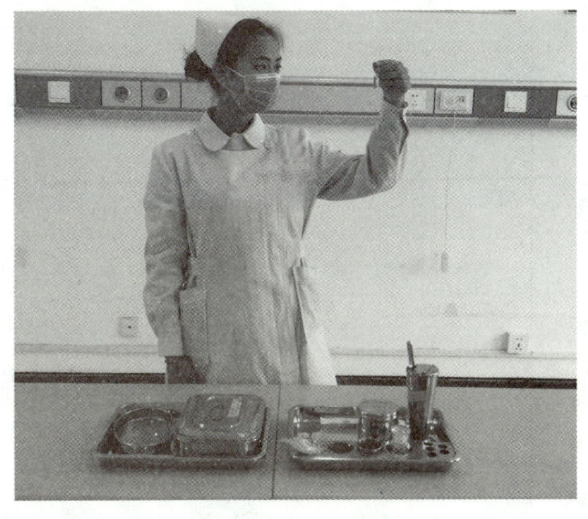 (2)配药或者抽吸药液。 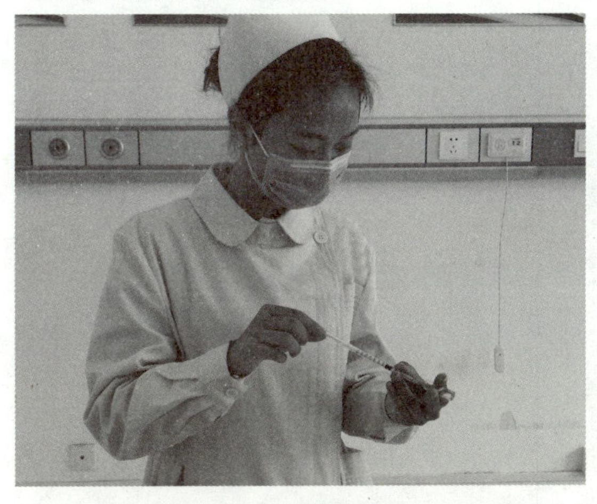 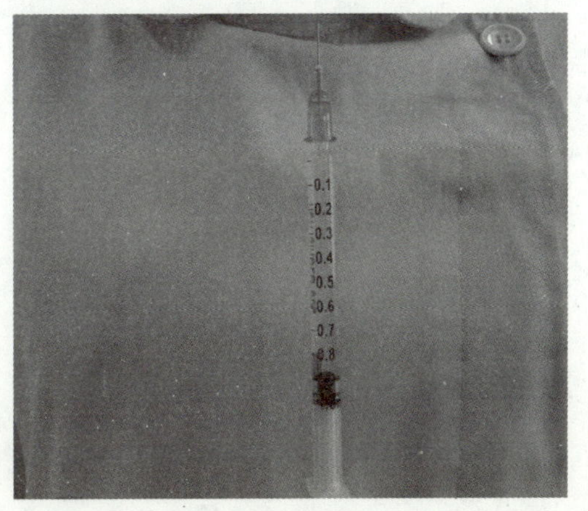	◇皮内注射一般采用 1 ml 针筒，4 号半针头

续表

<table>
<tr><th>步骤</th><th>要点与难点</th></tr>
<tr><td>(3)再次核对药液，将药液放入无菌盘。
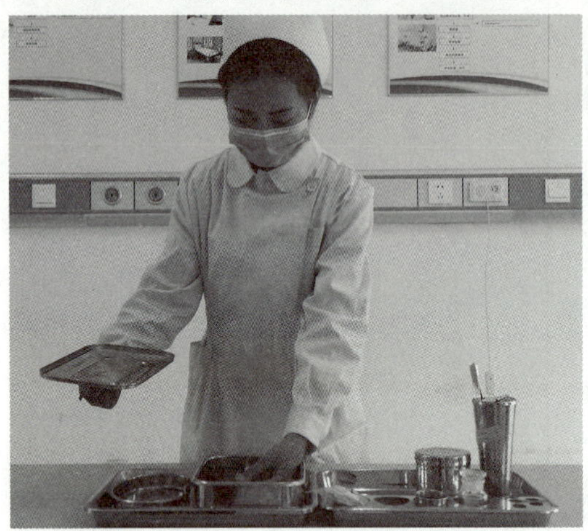
4. 注射
(1)携用物至患者床边、核对患者、药液。
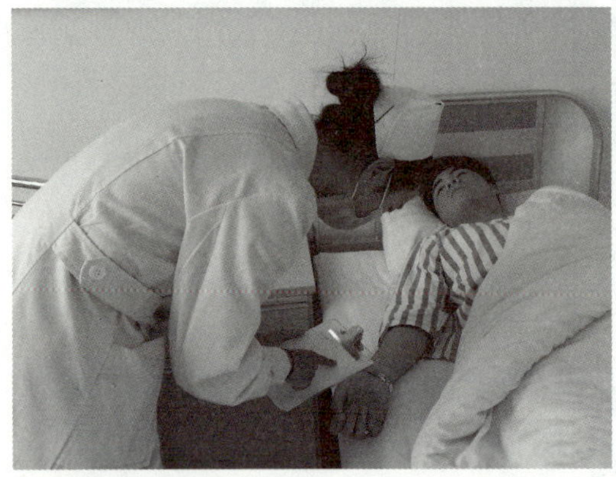
(2)暴露注射部位。
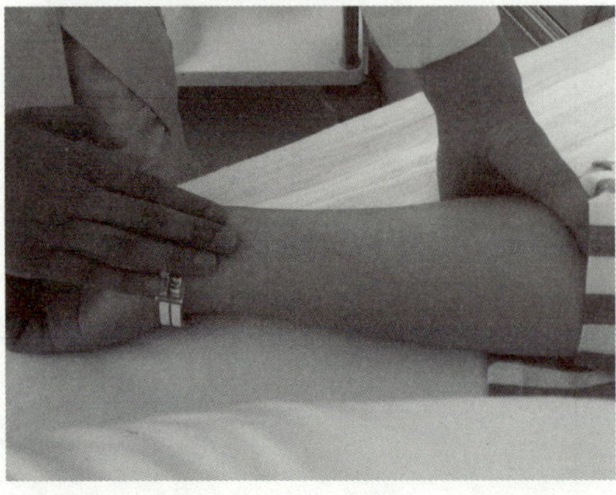
(3)再次核对患者、药液。
(4)皮肤消毒。</td><td>◇使用 75%酒精消毒</td></tr>
</table>

续表

步骤	要点与难点
(5)绷皮、穿刺。 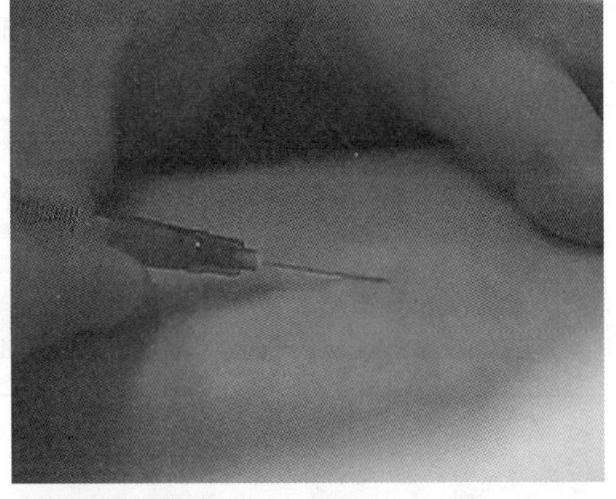 (6)固定、推药。 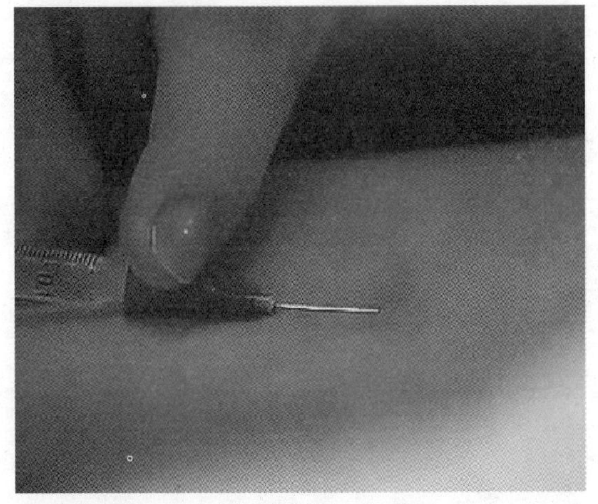	◇针尖斜面向上，进针角度5°进针，针头斜面全部进入皮肤 ◇推入0.1 ml，使局部皮肤隆起成半球状 ◇皮丘呈半球状，皮肤变白并显露毛孔
(7)拔针。 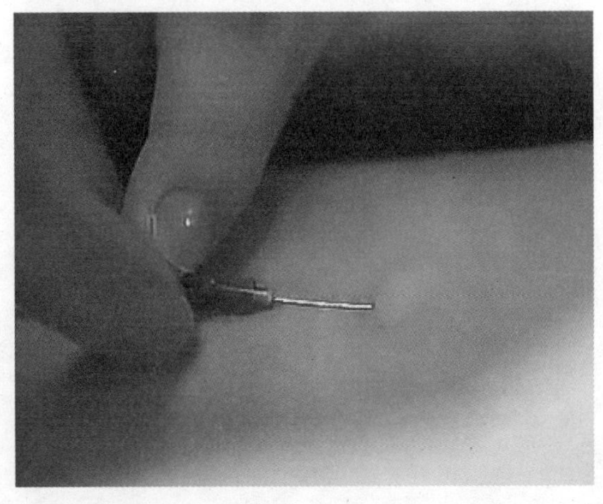	◇青霉素皮试阳性： 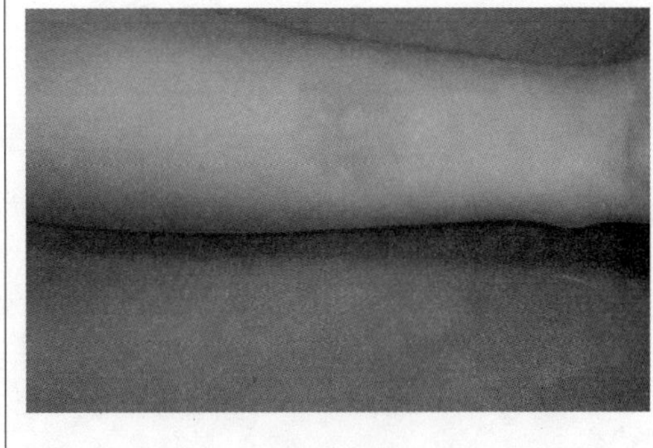

续表

步骤	要点与难点
5. 再次核对患者、药液 6. 安置患者 7. 健康教育(若为药物过敏试验，告知患者 20 min 后查看结果) 8. 终末处置 9. 洗手，记录	◇青霉素皮试阴性： 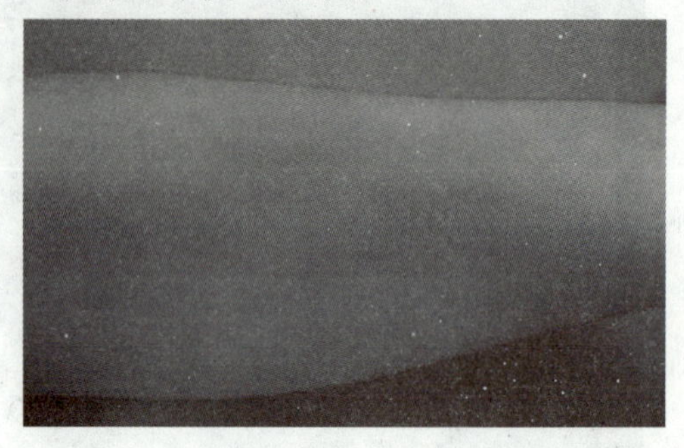

二、 皮内注射操作评分标准

皮内注射操作评分标准

序号：________	姓名：________	得分：________	实分	扣分
目的（4分）	1. 将小量药液注入于表皮与真皮之间，用于各种药物过敏，以观察局部反应		1	
	2. 用于预防接种		1	
	3. 用于局部麻醉的先驱步骤		2	
评估（14分）	核对医嘱、转抄医嘱、双人核对		2	
	患者	1. 核对患者姓名、床号与年龄	1	
		2. 患者过敏史与用药史	2	
		3. 穿刺部位的皮肤、肢体活动度	3	
		4. 意识状态和对用药的认知	1	
		5. 心理状态	1	
		6. 合作程度	1	
	解释	1. 目的	2	
		2. 注意事项	1	
准备（7分）	护士	1. 洗手，必要时戴手套	1	
		2. 戴口罩	1	
		3. 戴帽子、穿工作服	1	
	患者	1. 勿空腹	0.5	
		2. 穿刺肢体保暖	0.5	
	环境	1. 清洁，温度适宜，光线适宜或者有足够的照明	1	
	用物	2. 治疗盘内放置注射器、药液、砂轮或启盖器、针头，止血带、棉签、消毒液、治疗本，无菌治疗巾、无菌镊等（共2分，少一项扣0.1分）	2	
流程（55分）	按医嘱要求备药：核对药物的名称、剂量、有效期、瓶身有无裂缝、瓶口有无松动，核对稀释液质量及有效期		6	
	抽药、配置药液（15分）	1. 铺无菌盘	3	
		2. 消毒瓶盖	1	
		3. 消毒安瓿、划痕、去屑，用纱布包住折断	4	
		4. 检查注射器型号、有效期、有无漏气	1	
		5. 配液、抽药、排气	6	
	用物带至床旁，再次核对患者，核对药物		4	
	取舒适体位		2	
	选择注射部位，酒精消毒皮肤		4	
	核对患者、药液		2	
	绷紧皮肤		2	

续表

<table>
<tr><td colspan="3">序号：＿＿＿＿＿　　姓名：＿＿＿＿＿　　得分：＿＿＿＿＿</td><td>实分</td><td>扣分</td></tr>
<tr><td rowspan="9">流程
（55分）</td><td colspan="2">针尖斜面向上，进针角度5°进针，针头斜面全部进入皮肤，固定</td><td>5</td><td></td></tr>
<tr><td colspan="2">推药0.1 ml，形成皮丘，迅速拔针</td><td>4</td><td></td></tr>
<tr><td colspan="2">再次核对床号、姓名、药名、浓度、剂量</td><td>3</td><td></td></tr>
<tr><td colspan="2">安置患者于舒适体位</td><td>2</td><td></td></tr>
<tr><td colspan="2">20 min后观察反应结果</td><td>2</td><td></td></tr>
<tr><td rowspan="3">终末处理
（3分）</td><td>1. 治疗车推至处置室门口</td><td>1</td><td></td></tr>
<tr><td>2. 针筒和针栓分开毁形置于医疗垃圾袋内（黄色），针头置于利器盒内</td><td>1</td><td></td></tr>
<tr><td>3. 弯盘浸泡30 min后清洗晾干备用，治疗车、治疗盘用0.05％含氯消毒液擦拭</td><td>1</td><td></td></tr>
<tr><td colspan="2">洗手，记录</td><td>1</td><td></td></tr>
<tr><td rowspan="6">注意事项
（10分）</td><td colspan="2">1. 选择注射部位时，避开血管</td><td>1</td><td></td></tr>
<tr><td colspan="2">2. 做药物过敏试验消毒皮肤时忌用碘酊、碘附、以免影响局部反应的观察</td><td>2</td><td></td></tr>
<tr><td colspan="2">3. 皮试液应即配即用</td><td>2</td><td></td></tr>
<tr><td colspan="2">4. 可疑阳性者，应做生理盐水对照</td><td>2</td><td></td></tr>
<tr><td colspan="2">5. 皮试前准备好抢救药物</td><td>1</td><td></td></tr>
<tr><td colspan="2">6. 观察局部和全身状况，随时听取患者主诉</td><td>2</td><td></td></tr>
<tr><td rowspan="5">评价
（10分）</td><td colspan="2">1. 严格执行无菌技术操作原则和查对制度</td><td>2</td><td></td></tr>
<tr><td colspan="2">2. 体现以患者为中心，注意保暖和减轻疼痛，操作中要体现爱伤观念</td><td>2</td><td></td></tr>
<tr><td colspan="2">3. 正确掌握皮试过敏的阳性反应</td><td>2</td><td></td></tr>
<tr><td colspan="2">4. 护理程序使用熟练</td><td>2</td><td></td></tr>
<tr><td colspan="2">5. 健康教育恰到好处</td><td>2</td><td></td></tr>
</table>

实训十七　皮下注射

一、 皮下注射实训指导

【目的】

1. 注入小剂量药物，用于不宜口服给药而需在一定时间内发生药效时。
2. 用于预防接种。
3. 局部麻醉用药。

【评估】

1. 患者的病情、治疗情况、用药史及过敏史。
2. 注射部位的皮肤、皮下组织与肢体活动度。
3. 意识状态和对用药的认知。
4. 心理状态。
5. 合作程度。

【操作前准备】

1. 护士准备　衣帽整洁、修剪指甲、洗手、戴口罩。
2. 用物准备　治疗盘内放置注射器、药液、砂轮或启盖器、针头或头皮针，棉签、消毒液、治疗本。
3. 环境准备　清洁，温度适宜，光线适宜。

【操作步骤】

步骤	要点与难点
1. 接到医嘱、转抄医嘱、双人核对患者信息 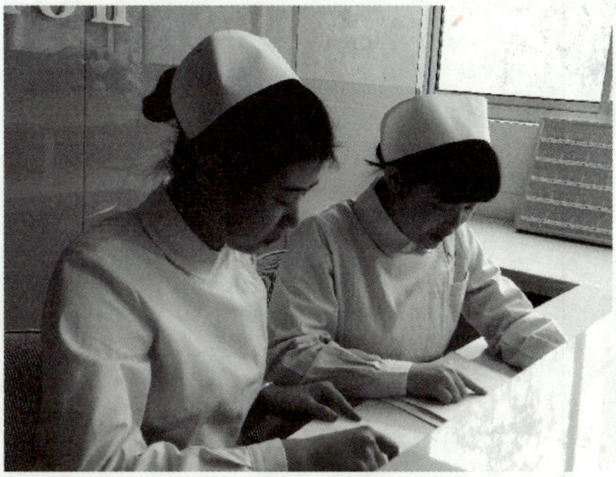	

续表

<table>
<tr><th>步骤</th><th>要点与难点</th></tr>
<tr><td>2. 患者评估
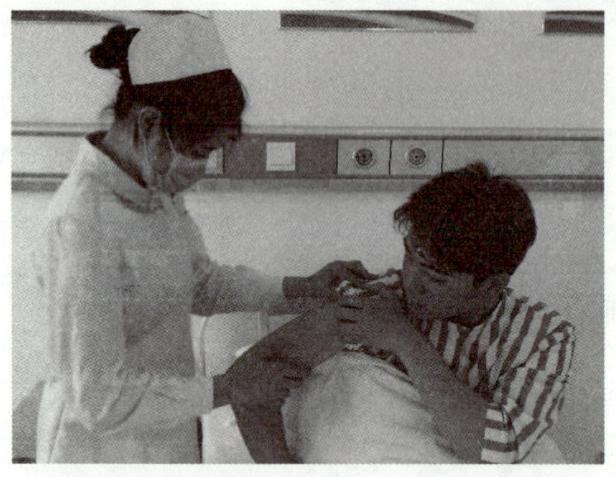</td><td>◇病情、治疗情况，用药史、家族史、过敏史，注射部位皮肤、皮下组织、肢体活动度</td></tr>
<tr><td>3. 物品准备
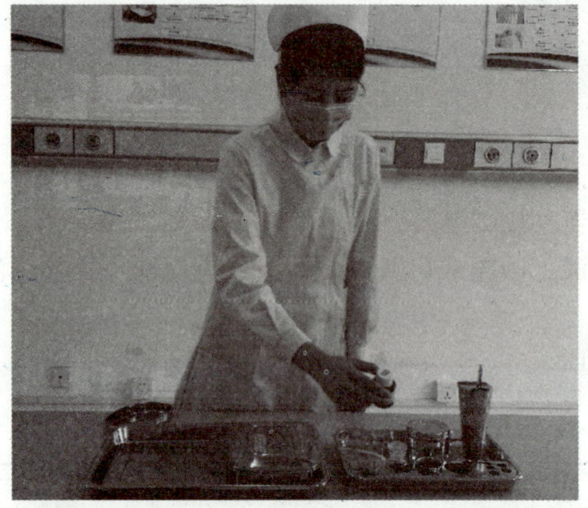
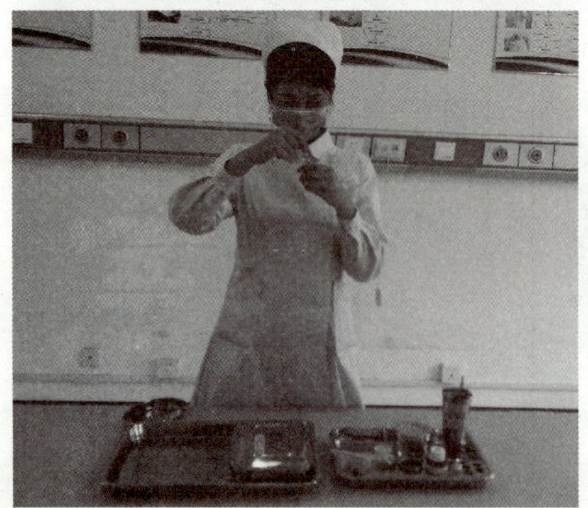</td><td>◇核对检查评估物品名称、有效期、外包装，核对药品(名称、剂量、浓度、质量)
◇铺无菌盘
◇消毒、配药、抽吸药液(不余、不漏)</td></tr>
</table>

续表

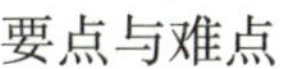

步骤	要点与难点
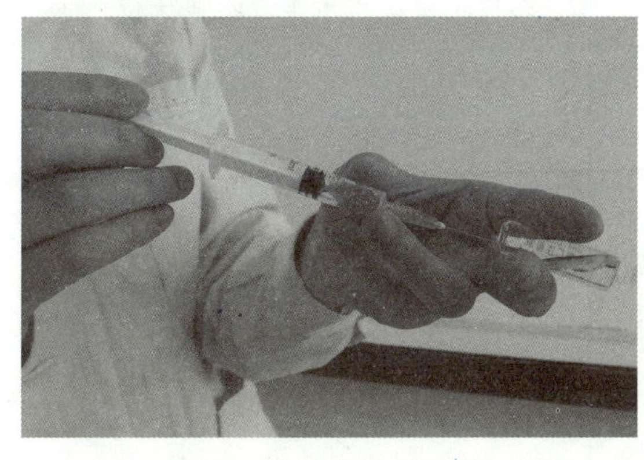	◇抽吸药液
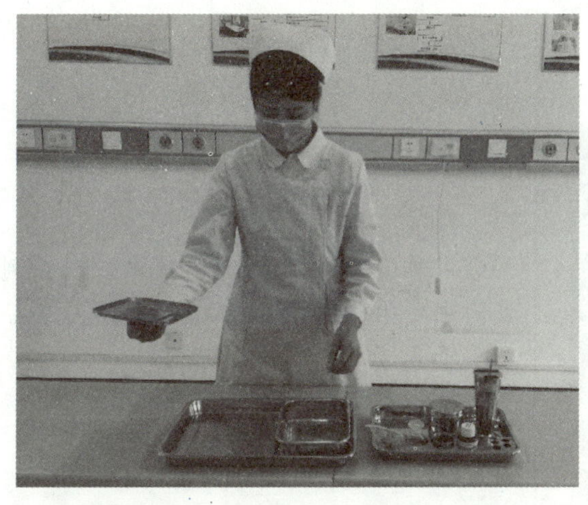	◇排气，套上安瓿放入无菌盘
4. 注射 (1)核对患者、药液。 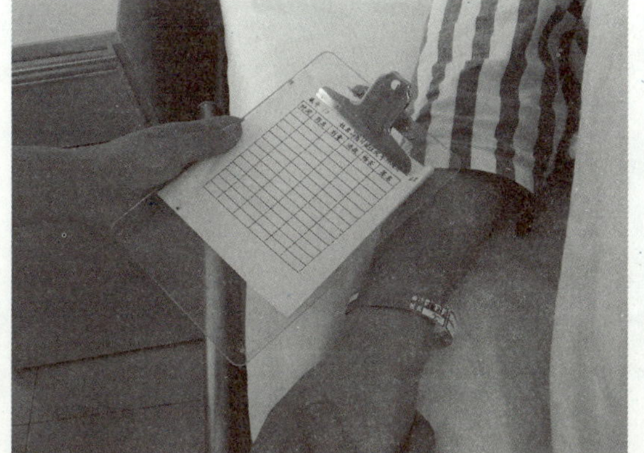	◇核对内容：床头卡、口头询问床号和姓名、腕带、药品(名称、浓度、剂量)

续表

<table>
<tr><th>步骤</th><th>要点与难点</th></tr>
<tr><td>(2)协助患者取舒适体位。
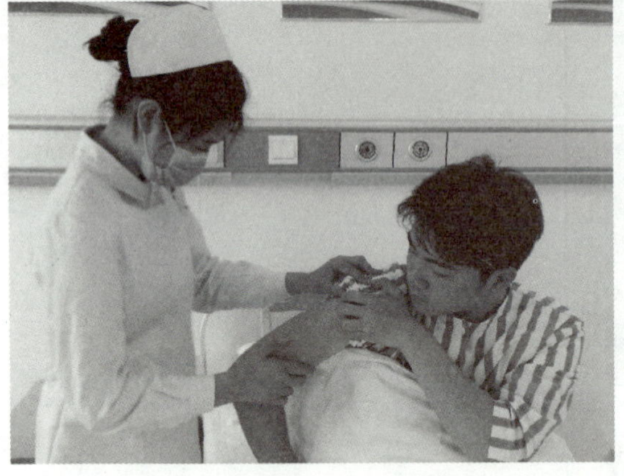
(3)消毒。
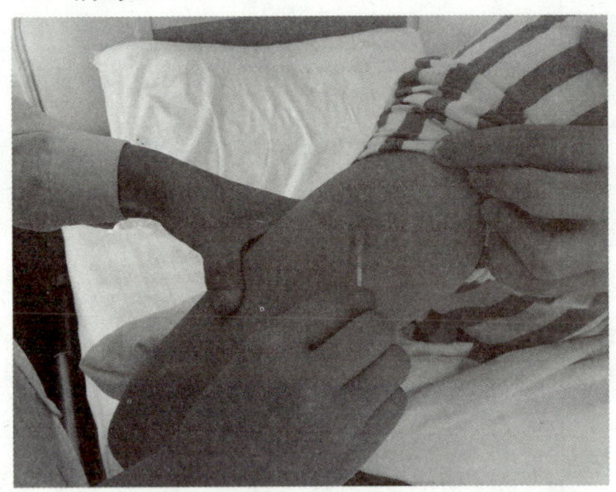
(4)二次核对患者、药液。
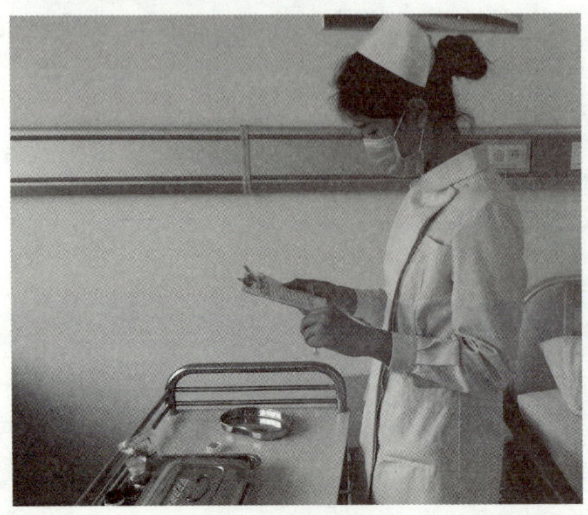</td><td>◇根据患者病情采取合适体位

◇用碘附或者 75%酒精消毒，以穿刺点为中心由内向外消毒，消毒范围直径不小于 5 cm</td></tr>
</table>

续表

步骤	要点与难点
(5)二次排气，取棉签。 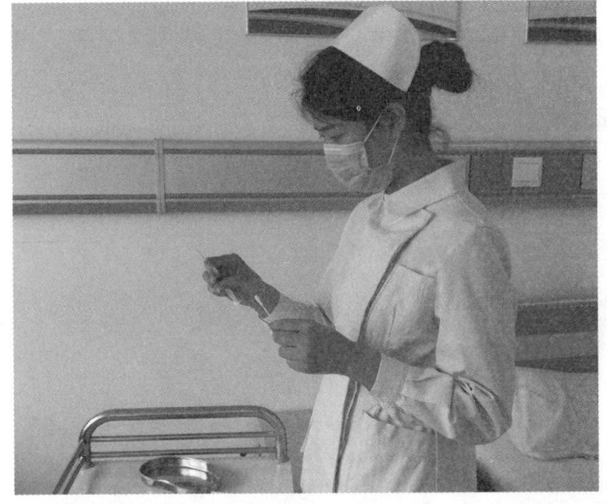 (6)绷皮、注射、抽回血、缓慢注入药液。 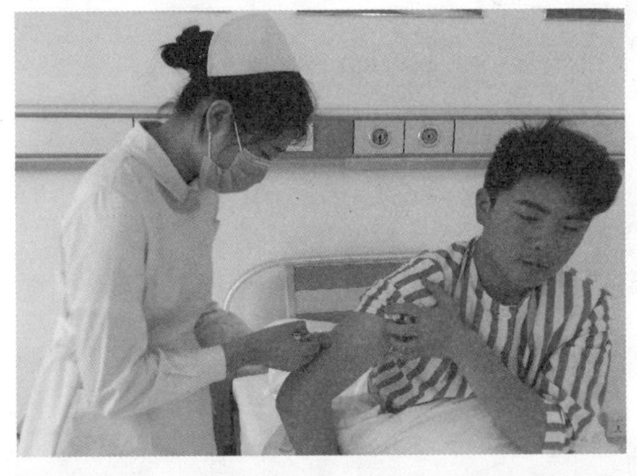 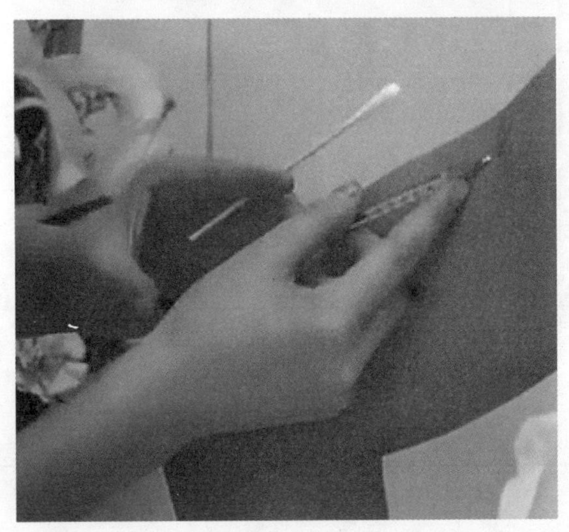	◇针尖斜面向上，进针角度 30°～40°，进针深度针梗 1/2～2/3 ◇抽回血，无回血后缓慢推药

续表

<table>
<tr><th>步骤</th><th>要点与难点</th></tr>
<tr><td>(7)推完药液，棉签按压穿刺点，迅速拔针。
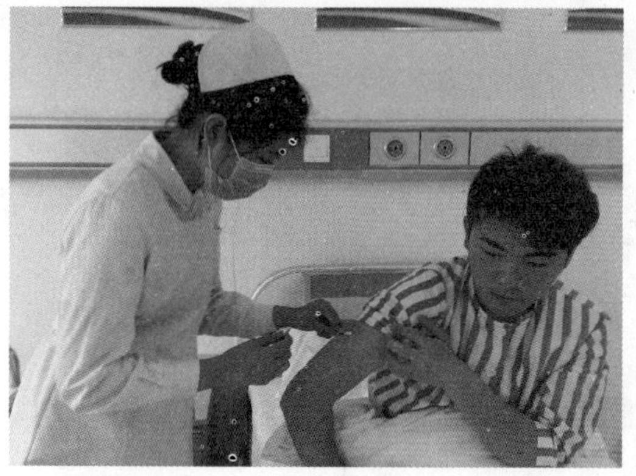
5. 安置患者
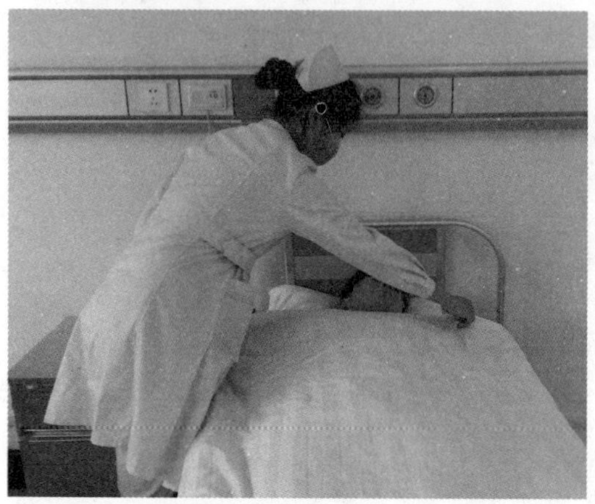
6. 再次核对患者、药液
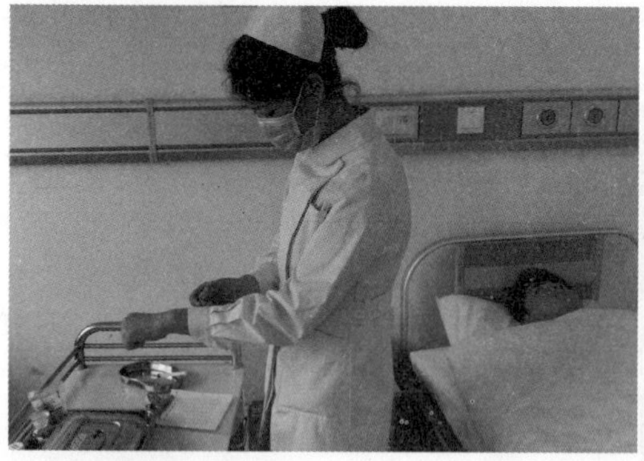
7. 健康教育
8. 终末处置
9. 洗手，记录</td><td>◇压迫至不出血</td></tr>
</table>

二、 皮下注射操作评分标准

皮下注射操作评分标准

<table>
<tr><td colspan="3">序号：________　　姓名：________　　得分：________</td><td>实分</td><td>扣分</td></tr>
<tr><td rowspan="3">目的
（4 分）</td><td colspan="2">1. 注入小剂量药物，用于不宜口服给药而需在一定时间内发生药效时</td><td>1</td><td></td></tr>
<tr><td colspan="2">2. 用于预防接种</td><td>1</td><td></td></tr>
<tr><td colspan="2">3. 局部麻醉用药</td><td>2</td><td></td></tr>
<tr><td rowspan="9">评估
（15 分）</td><td colspan="2">核对医嘱、转抄医嘱、双人核对</td><td>2</td><td></td></tr>
<tr><td rowspan="6">患者</td><td>1. 核对患者姓名、床号与年龄</td><td>1</td><td></td></tr>
<tr><td>2. 患者过敏史与用药史</td><td>1</td><td></td></tr>
<tr><td>3. 注射部位的皮肤、皮下组织与肢体活动度</td><td>4</td><td></td></tr>
<tr><td>4. 意识状态和对用药的认知</td><td>1</td><td></td></tr>
<tr><td>5. 心理状态</td><td>2</td><td></td></tr>
<tr><td>6. 合作程度</td><td>1</td><td></td></tr>
<tr><td rowspan="2">解释</td><td>1. 目的</td><td>2</td><td></td></tr>
<tr><td>2. 注意事项</td><td>1</td><td></td></tr>
<tr><td rowspan="6">准备
（8 分）</td><td rowspan="3">护士</td><td>1. 洗手，必要时戴手套</td><td>1</td><td></td></tr>
<tr><td>2. 戴口罩</td><td>1</td><td></td></tr>
<tr><td>3. 戴帽子，穿工作服</td><td>1</td><td></td></tr>
<tr><td>患者</td><td>必要时保护患者隐私，穿刺肢体保暖</td><td>2</td><td></td></tr>
<tr><td>环境</td><td>清洁，温度适宜，光线适宜</td><td>1</td><td></td></tr>
<tr><td>用物</td><td>治疗盘内放置注射器、药液、砂轮或启盖器、针头、棉签、消毒液、治疗本等(共 2 分，少一项扣 0.1 分)</td><td>2</td><td></td></tr>
<tr><td rowspan="13">流程
（55 分）</td><td colspan="2">按医嘱要求备药：核对药物的名称、剂量、有效期、瓶身有无裂缝、瓶口有无松动</td><td>6</td><td></td></tr>
<tr><td rowspan="4">抽药、配置药液
（14 分）</td><td>1. 铺无菌盘</td><td>3</td><td></td></tr>
<tr><td>2. 消毒瓶盖、安瓿、划痕、去屑，用纱布包住折断</td><td>5</td><td></td></tr>
<tr><td>3. 检查注射器型号、有效期、有无漏气</td><td>1</td><td></td></tr>
<tr><td>4. 配液、抽药、排气</td><td>5</td><td></td></tr>
<tr><td colspan="2">用物带至床旁，再次核对患者，核对药物</td><td>4</td><td></td></tr>
<tr><td colspan="2">取舒适体位</td><td>1</td><td></td></tr>
<tr><td colspan="2">选择注射部位，消毒皮肤</td><td>4</td><td></td></tr>
<tr><td colspan="2">核对患者、药液</td><td>2</td><td></td></tr>
<tr><td colspan="2">排气、绷紧皮肤</td><td>4</td><td></td></tr>
<tr><td colspan="2">针尖斜面向上，进针角度 30°～40°进针，进针深度针梗 1/2～2/3</td><td>5</td><td></td></tr>
<tr><td colspan="2">抽回血</td><td>2</td><td></td></tr>
<tr><td colspan="2">固定针栓，缓慢注入药液</td><td>2</td><td></td></tr>
</table>

续表

<table>
<tr><td colspan="3">序号：________　　姓名：________　　得分：________</td><td>实分</td><td>扣分</td></tr>
<tr><td rowspan="7">流程
（55 分）</td><td colspan="2">注射完迅速拔针，用干棉签按压针眼</td><td>2</td><td></td></tr>
<tr><td colspan="2">再次核对床号、姓名、药名、浓度、剂量</td><td>3</td><td></td></tr>
<tr><td colspan="2">安置患者于舒适体位、健康教育</td><td>2</td><td></td></tr>
<tr><td rowspan="3">终末处理
（3 分）</td><td>1. 治疗车推至处置室门口</td><td>1</td><td></td></tr>
<tr><td>2. 针筒和针栓分开毁形置于医疗垃圾袋内（黄色），针头置于利器盒内</td><td>1</td><td></td></tr>
<tr><td>3. 弯盘浸泡 30 min 后清洗晾干备用，治疗车、治疗盘用 0.05%含氯消毒液擦拭</td><td>1</td><td></td></tr>
<tr><td colspan="2">洗手，记录</td><td>1</td><td></td></tr>
<tr><td rowspan="5">注意事项
（10 分）</td><td colspan="2">1. 选择注射部位时，避开血管</td><td>2</td><td></td></tr>
<tr><td colspan="2">2. 对皮肤有刺激性的药物一般不做皮下注射</td><td>2</td><td></td></tr>
<tr><td colspan="2">3. 注射少于 1 ml 的药液时必须用 1 ml 注射器抽吸</td><td>2</td><td></td></tr>
<tr><td colspan="2">4. 过于消瘦者，护士可捏起局部组织，适当减少穿刺角度，以免刺入肌层</td><td>2</td><td></td></tr>
<tr><td colspan="2">5. 观察局部和全身状况，随时听取患者主诉</td><td>2</td><td></td></tr>
<tr><td rowspan="4">评价
（8 分）</td><td colspan="2">1. 严格执行无菌技术操作原则和查对制度</td><td>2</td><td></td></tr>
<tr><td colspan="2">2. 体现以患者为中心，注意保暖和减轻疼痛，操作中要体现爱伤观念</td><td>2</td><td></td></tr>
<tr><td colspan="2">3. 护理程序使用熟练</td><td>2</td><td></td></tr>
<tr><td colspan="2">4. 健康教育恰到好处</td><td>2</td><td></td></tr>
</table>

实训十八　肌内注射

一、肌内注射实训指导

【目的】

1. 注入药物，用于不宜或不能口服或静脉注射，且要求比皮下注射更快发生疗效时。
2. 用于注射刺激性较强或药量较大的药物。

【评估】

1. 评估患者病情、年龄、意识、用药史、过敏史、不良反应史。
2. 评估患者的合作程度、对注射的心理反应。
3. 观察患者注射部位皮肤和肌肉组织情况、肢体活动度。
4. 观察药物疗效及用药后的不良反应。

【操作前准备】

1. 护士准备　衣帽整洁、修剪指甲、洗手、戴口罩。

2. 用物准备　治疗盘内放置注射器、药液、砂轮或启盖器、针头或头皮针、棉签、消毒液、治疗本。

3. 环境准备　清洁，温度适宜，光线适宜。

【操作步骤】

步骤	要点与难点
1. 接到医嘱、转抄医嘱、双人核对患者信息 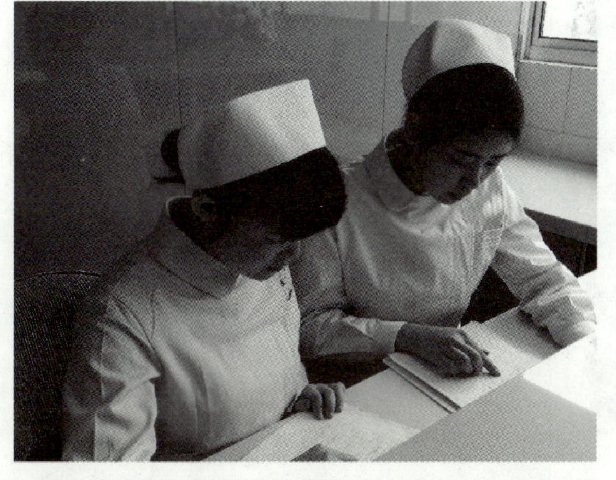	◇准备：拉床帘或者使用屏风遮挡，保护患者隐私；根据需要调高室温，注意保暖

续表

步骤	要点与难点
2. 评估患者 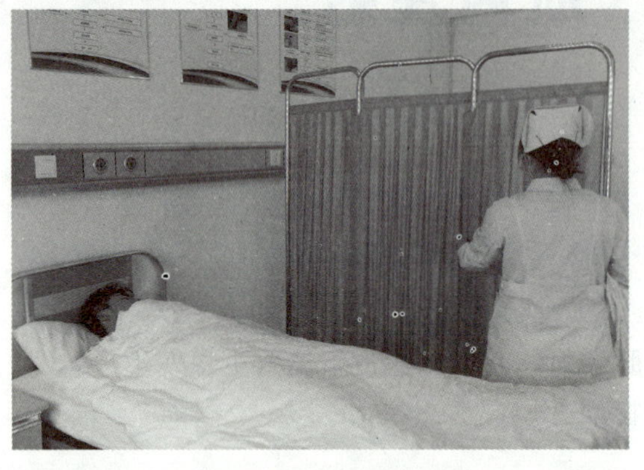 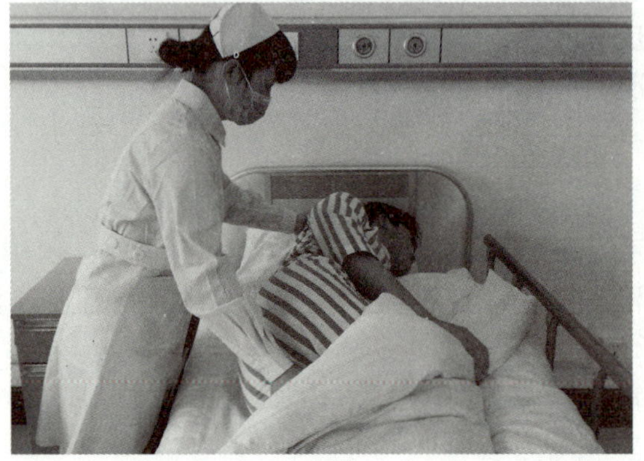	◇患者病情、治疗情况、用药史、过敏史 ◇查看注射部位皮肤(避开血管、硬结、瘢痕),肢体活动度 ◇护士准备:戴口罩,七步洗手法洗手
3. 自身准备 4. 物品准备 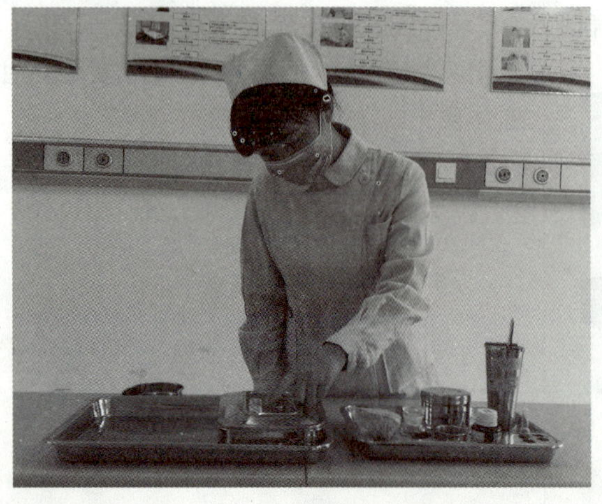	◇评估:检查无菌,评估物品名称、有效期、外包装,核对药品(名称、剂量、浓度、质量) ◇注:肌肉注射不宜选择 4 号半针头 ◇铺无菌盘 ◇消毒、配药、抽吸药液(不余、不漏)

续表

<table>
<tr><th>步骤</th><th>要点与难点</th></tr>
<tr><td>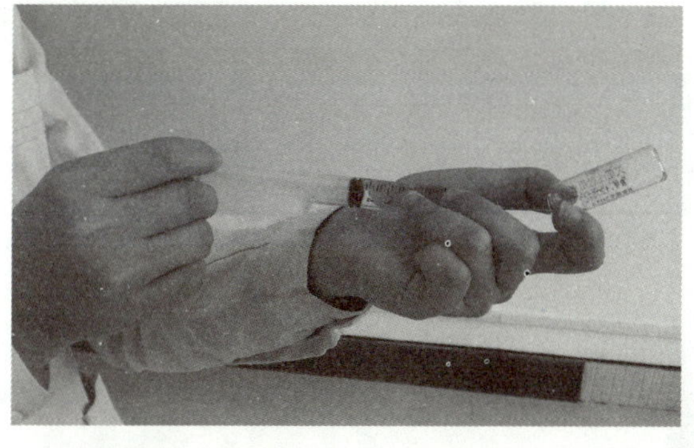
5. 套上安瓿、再次核对，放入无菌盘
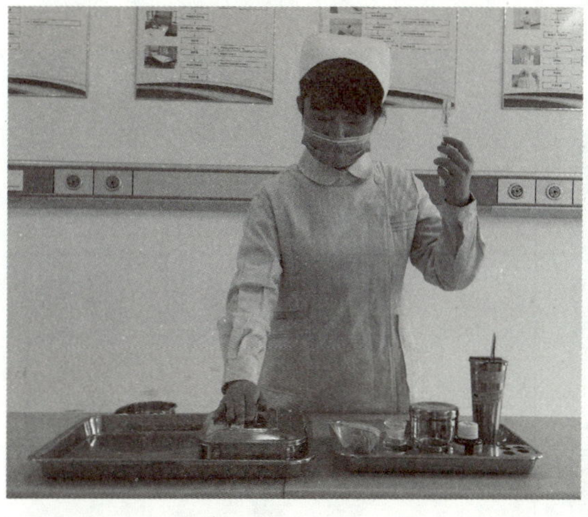
6. 携用物至患者床边
7. 注射
(1)核对患者和药液。
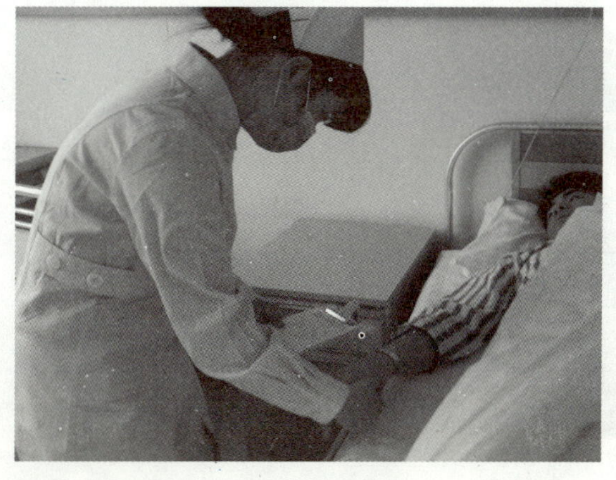</td><td>◇抽吸药液</td></tr>
</table>

续表

步骤	要点与难点
(2)松开床尾、拉起对侧床栏。 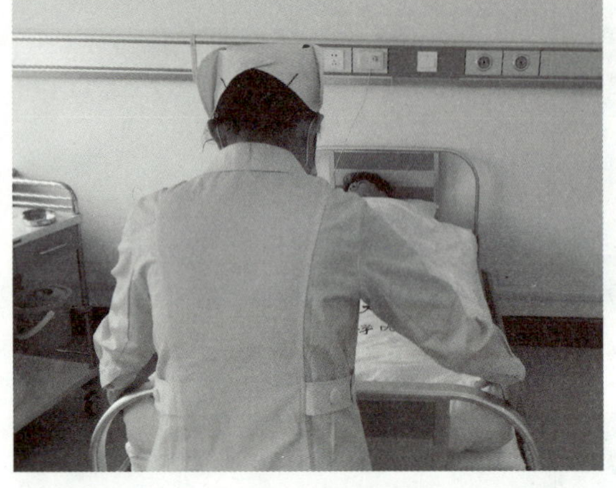 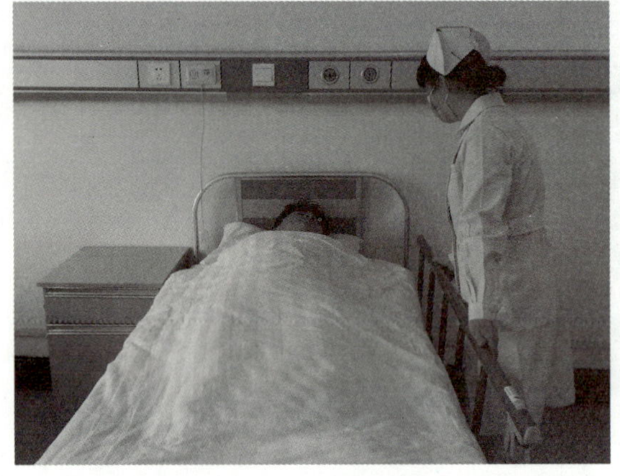 (3)协助患者翻身。 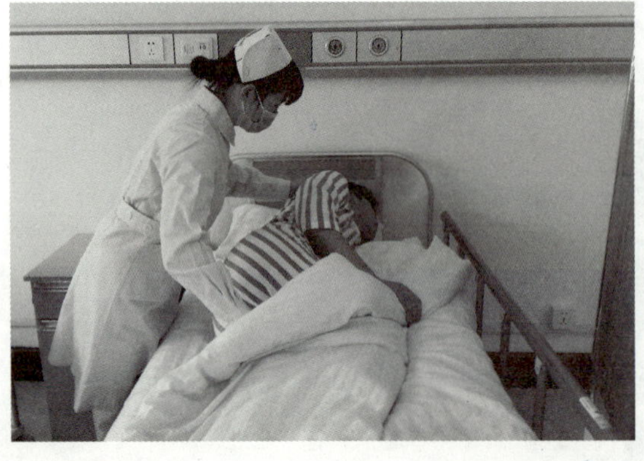	

续表

<table>
<tr><th>步骤</th><th>要点与难点</th></tr>
<tr><td>(4)选取注射部位。
十字法：
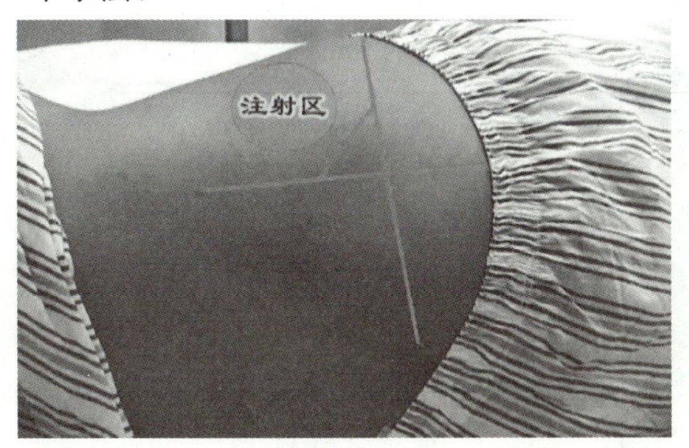

联线法：
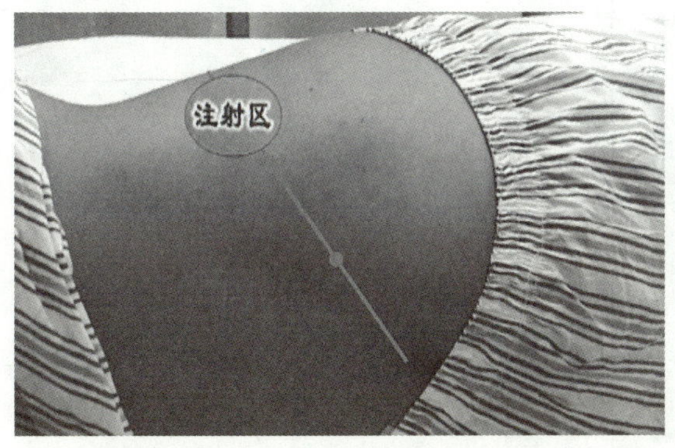

(5)消毒。
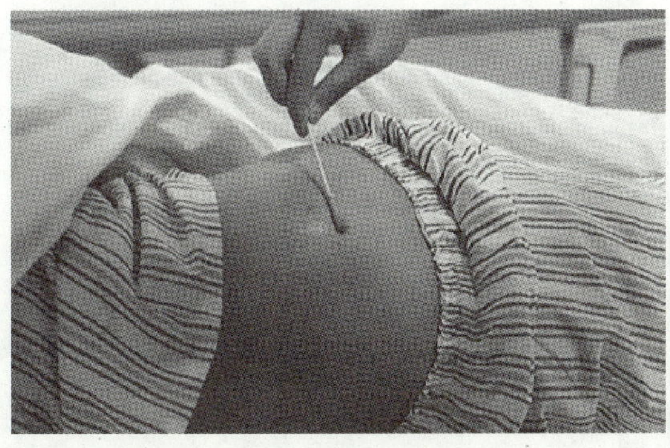</td><td>◇根据患者病情、注射部位协助患者取合适体位，臀大肌注射通常采取侧卧位，侧卧时上腿伸直下腿弯曲(使肌肉放松)
◇掌握如何确定注射部位(十字法、联线法)，避免损伤坐骨神经</td></tr>
</table>

续表

步骤	要点与难点
(6)第二次核对患者和药液。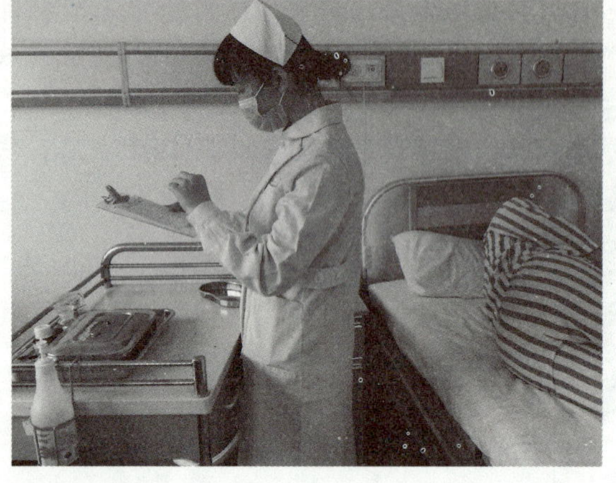(7)拿棉签，排气。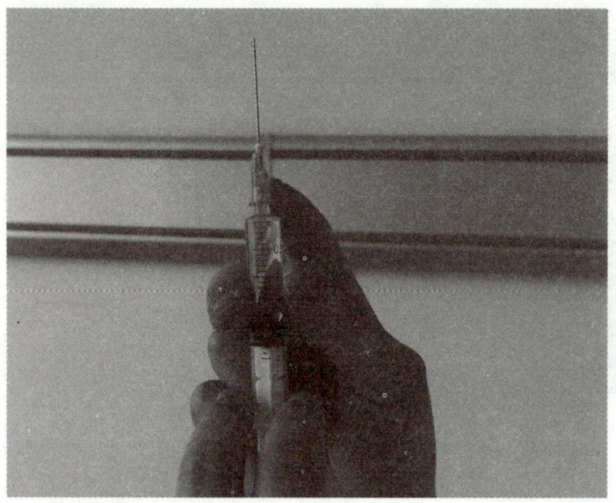(8)绷皮，注射。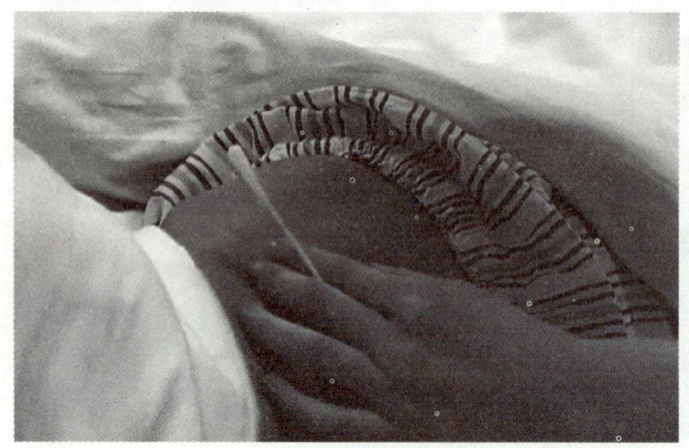	

续表

步骤	要点与难点
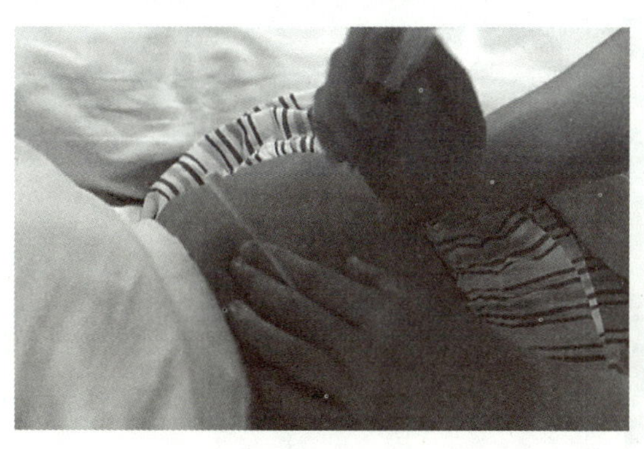	
(9)推注药物。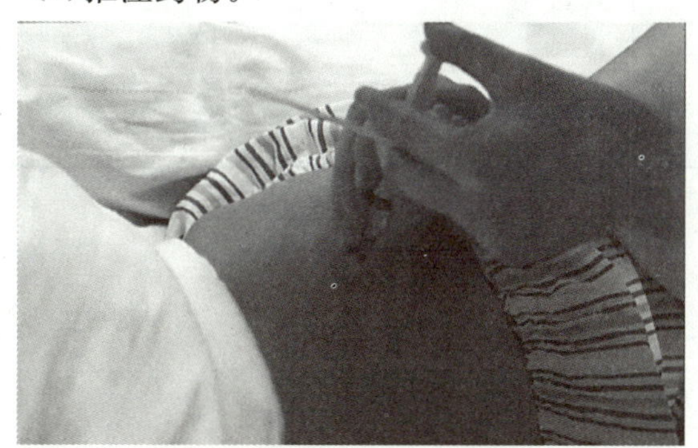	◇垂直 90°进针，进针深度针梗 1/2～2/3 ◇抽回血，无回血后缓慢推药
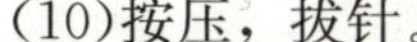(10)按压，拔针。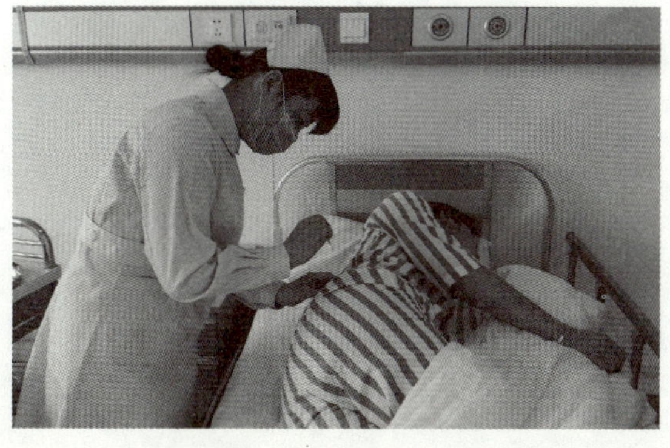	◇注射完毕，用棉签按压穿刺点，迅速拔针，按压至不出血

续表

<table>
<tr><th>步骤</th><th>要点与难点</th></tr>
<tr><td>8. 安置患者
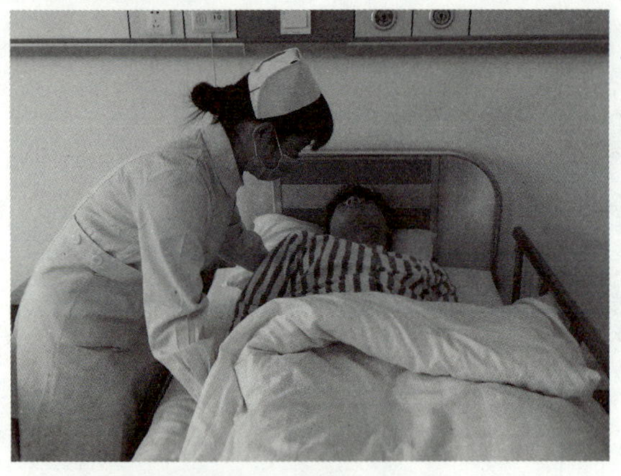
9. 再次核对患者、药液
10. 健康教育
11. 终末处置
12. 洗手，记录</td><td>◇协助患者取舒适卧位，拉开床帘，恢复室温</td></tr>
</table>

二、肌内注射操作评分标准

肌内注射操作评分标准

序号：＿＿＿＿＿＿　姓名：＿＿＿＿＿＿　得分：＿＿＿＿＿＿			实分	扣分
目的（4分）	1. 注入药物，用于不宜或不能口服或静脉注射，且要求比皮下注射更快发生疗效时		2	
	2. 用于注射刺激性较强或药量较大的药物		2	
评估（13分）	核对遗嘱、转抄医嘱、双人核对		2	
	患者	1. 核对患者姓名、床号与年龄	1	
		2. 患者过敏史与用药史	1	
		3. 注射部位的皮肤、皮下组织与肢体活动度	4	
		4. 意识状态和对用药的认知	1	
		5. 心理状态	1	
		6. 合作程度	1	
	解释	1. 目的	1	
		2. 注意事项	1	
准备（10分）	护士	1. 洗手，必要时戴手套	1	
		2. 戴口罩	1	
		3. 戴帽子，穿工作服	1	
	患者	保护患者隐私，穿刺部位保暖	4	
	环境	清洁，温度适宜，光线适宜	1	
	用物	治疗盘内放置注射器、药液、砂轮或启盖器、针头、棉签、消毒液、治疗本，无菌治疗巾、无菌镊等(共2分，少一项扣0.1分)	2	
流程（56分）	按医嘱要求备药：核对药物的名称、剂量、有效期、瓶身有无裂缝、瓶口有无松动		5	
	抽药、配置药液（16分）	1. 铺无菌盘	3	
		2. 消毒瓶盖、安瓿、划痕、去屑，用纱布包住折断	6	
		3. 检查注射器型号、有效期、有无漏气	1	
		4. 配液、抽药、排气	6	
	用物带至床旁，再次核对患者，核对药物		4	
	取舒适体位		2	
	用十字法或联线法选择注射部位，消毒皮肤		4	
	核对患者、药液		2	
	排气，绷紧皮肤		4	
	进针角度90°进针，进针深度针梗1/2～2/3		4	
	抽回血		2	
	固定针栓，缓慢注入药液		2	
	注射完迅速拔针，用干棉签按压针眼		2	

续表

序号：______ 姓名：______ 得分：______			实分	扣分
流程（56分）	再次核对床号、姓名、药名、浓度、剂量		3	
	安置患者于舒适体位、健康教育		2	
	终末处理（3分）	1. 治疗车推至处置室门口	1	
		2. 针筒和针栓分开毁形置于医疗垃圾袋内(黄色)，针头置于利器盒内	1	
		3. 弯盘浸泡30 min后清洗晾干备用，治疗车、治疗盘用0.05%含氯消毒液擦拭	1	
	洗手，记录		1	
注意事项（9分）	1. 两种药物同时注射，注意配伍禁忌		2	
	2. 2岁以下婴幼儿不宜选用臀大肌注射，因其臀大肌尚未发育好		1	
	3. 若针头折断，应先稳定患者情绪，嘱患者保持原位不动，固定局部组织，尽快用无菌血管钳夹住断端取出；如断端全部埋入肌肉，应速请外科医生处理		2	
	4. 长期注射者，应交替更换注射部位，选用细长针头，减少硬结产生		2	
	5. 使臀部肌肉放松，可嘱患者侧卧位、俯卧位或坐位		2	
评价（8分）	1. 严格执行无菌技术操作原则和查对制度		2	
	2. 体现以患者为中心，注意保暖和减轻疼痛，保护隐私，操作中要体现爱伤观念		2	
	3. 护理程序使用熟练		2	
	4. 健康教育恰到好处		2	

实训十九　氧气雾化吸入法

一、氧气雾化吸入法实训指导

【目的】

1. 治疗呼吸道感染，消除炎症和水肿。
2. 解痉。
3. 稀化痰液，帮助祛痰。

【评估】

1. 患者病情及治疗情况。
2. 患者呼吸道通畅情况。
3. 患者意识状态、自理能力、心理状态及合作程度。

【操作前准备】

1. 护士准备　仪表端庄、着装规范、剪指甲、洗手、戴口罩。
2. 患者准备　明确治疗目的、配合方法，取坐位、半坐卧位或侧卧位。
3. 用物准备　氧气雾化吸入器、氧气装置一套(湿化瓶内不加水)、药液、生理盐水、5 ml 注射器、弯盘等。
4. 环境准备　环境安静、整洁，温湿度适宜。

【操作步骤】

步骤	要点与难点
1. 评估 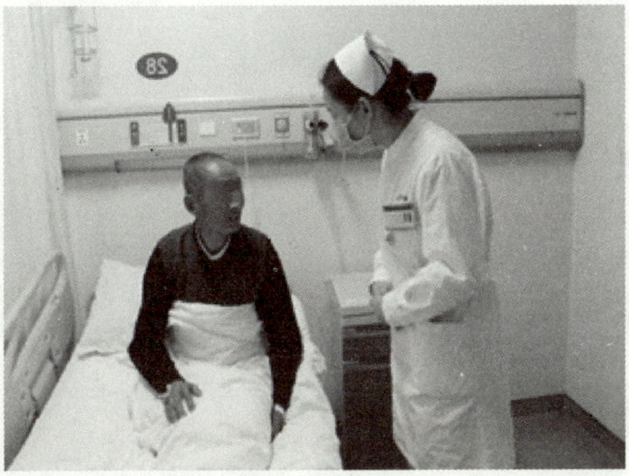	

续表

步骤	要点与难点
2. 备物 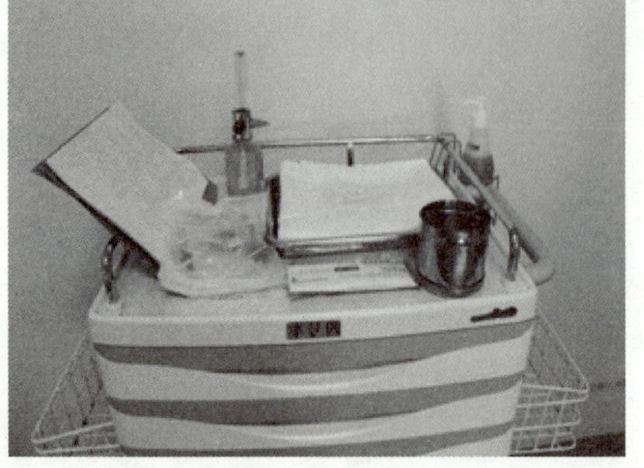 3. 检查用物，遵医嘱将药液稀释至 5 ml，注入雾化器的药杯内 (1)雾化器检查。 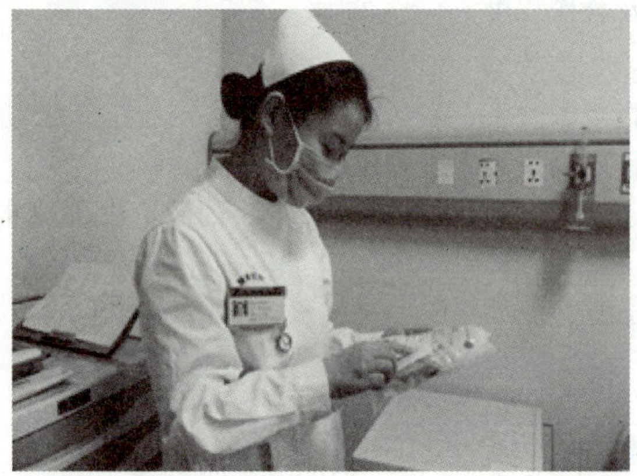 (2)药物检查。 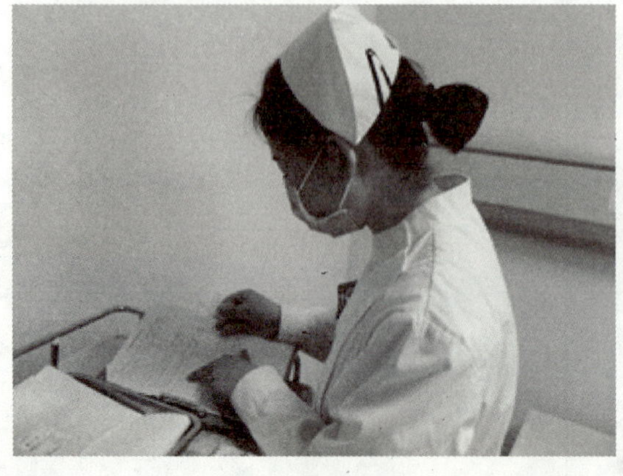	

续表

步骤	要点与难点
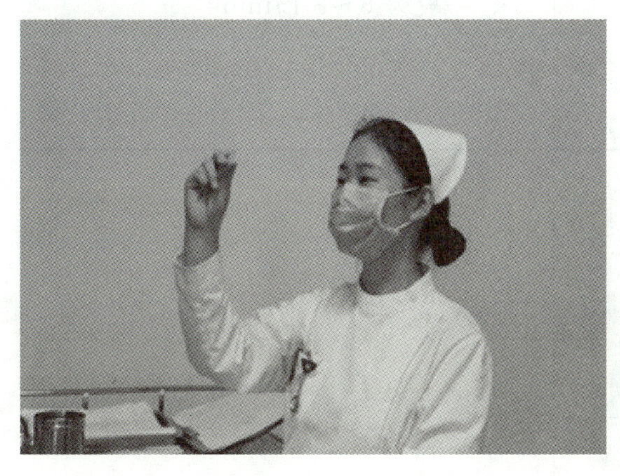 4. 携用物至病床旁，核对床号、姓名，解释，取得患者合作 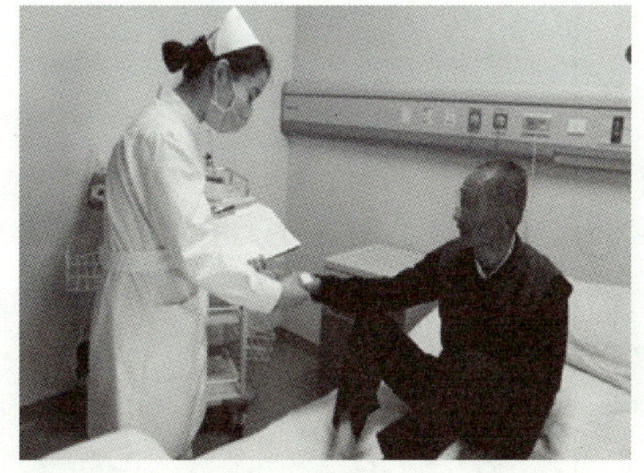 5. 连接雾化器与氧气装置 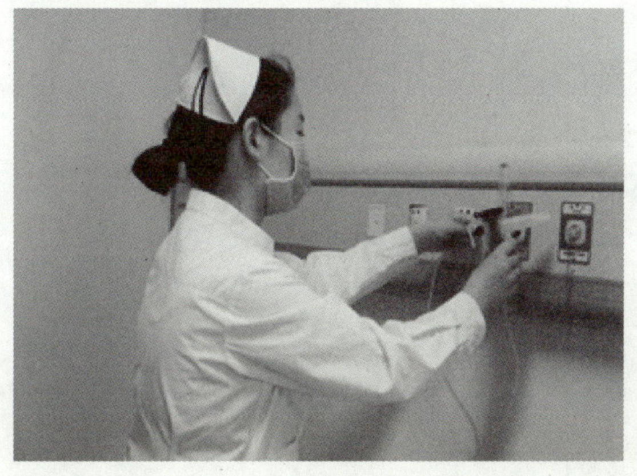	

续表

步骤	要点与难点
6. 调节氧流量 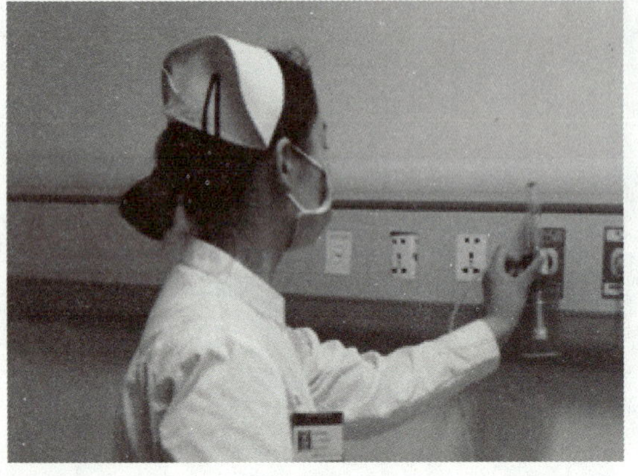	◇一般为 6～8 L/min 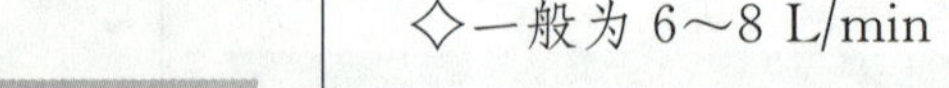
7. 放置口含嘴或面罩 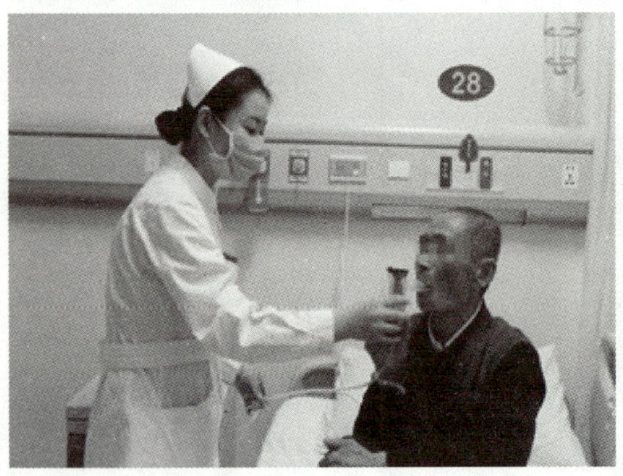	◇指导患者紧闭嘴唇深吸气，用鼻呼气，如此反复，直至药液吸完为止
8. 治疗毕，取口含嘴 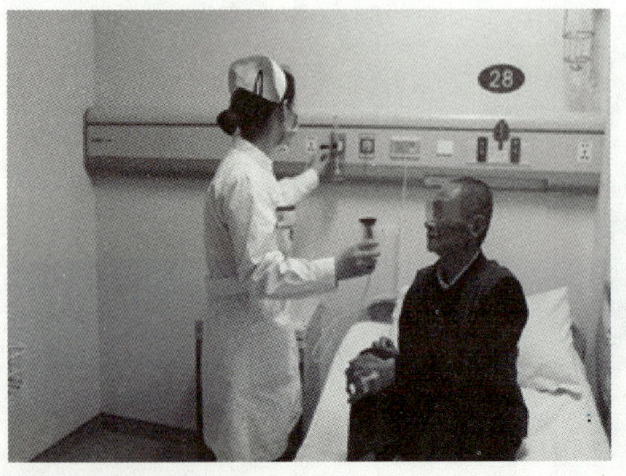	

续表

步骤	要点与难点
9. 关闭氧流量开关 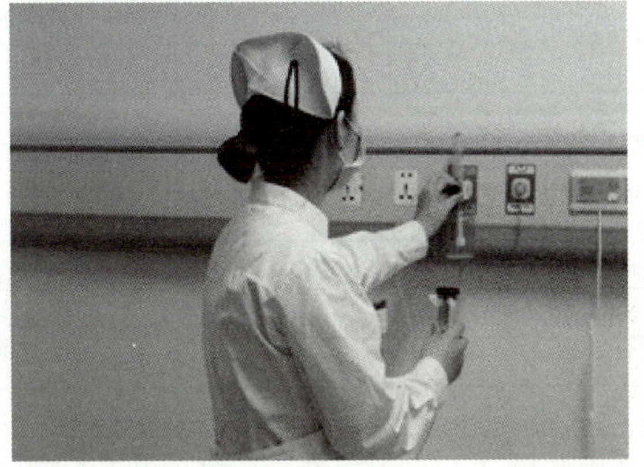 10. 协助清洁口腔，擦净面部，取舒适体位 11. 整理用物，洗手，记录 12. 终末处置	

二、 氧气雾化吸入法操作评分标准

氧气雾化吸入法操作评分标准

序号：______ 姓名：______ 得分：______			实分	扣分
目的 （5分）	1. 治疗呼吸道感染，消除炎症和水肿		2	
	2. 解痉		1	
	3. 稀化痰液，帮助祛痰		2	
评估 （10分）	1. 患者病情及治疗情况		3	
	2. 患者呼吸道通畅情况		4	
	3. 患者意识状态、自理能力、心理状态及合作程度		3	
准备 （5分）	护士	1. 仪表端庄、着装规范	0.4	
		2. 剪指甲、洗手	0.3	
		3. 戴口罩	0.3	
	患者	1. 明确治疗目的、配合方法	0.5	
		2. 取坐位、半坐卧位或侧卧位	0.5	
	环境	环境安静、整洁，温湿度适宜	1	
	用物	氧气雾化吸入器、氧气装置一套（湿化瓶内不加水）、药液、生理盐水、5 ml 注射器、弯盘等（少一项扣 0.1 分）	2	
流程 （60分）	1. 评估		5	
	2. 备物		5	
	3. 检查用物，遵医嘱将药液稀释至 5 ml，注入雾化器的药杯内		5	
	4. 携用物至病床旁，核对床号、姓名，解释，取得患者合作		5	
	5. 连接雾化器与氧气装置		5	
	6. 调节氧流量		5	
	7. 放置口含嘴或面罩		5	
	8. 治疗毕，取口含嘴		5	
	9. 关闭氧流量开关		5	
	10. 协助清洁口腔，擦净面部，取舒适体位		5	
	11. 整理用物，洗手、记录		5	
	12. 终末处置		5	
注意事项 （10分）	1. 氧气流量应调至 6～8 L/min		5	
	2. 应先调好氧气流量，再放置口含嘴或面罩		5	
评价 （10分）	1. 操作正确，动作轻柔		4	
	2. 沟通有效，患者积极配合治疗		3	
	3. 达到祛痰、平喘或解痉的治疗目的		3	

实训二十　密闭式静脉输液

一、密闭式静脉输液实训指导

【目的】

1. 纠正水、电解质紊乱，维持酸碱平衡。
2. 补充营养，维持热量。
3. 输入药物，达到治疗疾病的目的。
4. 增加循环血量，改善微循环，维持血压。

【评估】

1. 核对患者姓名、床号与年龄。
2. 意识、病情和营养状况。
3. 患者过敏史与用药史。
4. 穿刺部位的皮肤、血管状况与肢体活动度。
5. 心理状态。
6. 合作程度。

【操作前准备】

1. 护士准备　衣帽整洁、修剪指甲、洗手、戴口罩。

2. 用物准备　治疗盘内放置止血带、棉签、碘附、砂轮、注射器、一次性输液器、血管钳、开瓶器、胶布、弯盘、液体及药物、输液卡、输液观察卡、输液架、笔、手表、小夹板。

3. 环境准备　清洁，温度适宜。

【操作步骤】

步骤	要点与难点
1. 接到医嘱、转抄医嘱、双人核对患者信息 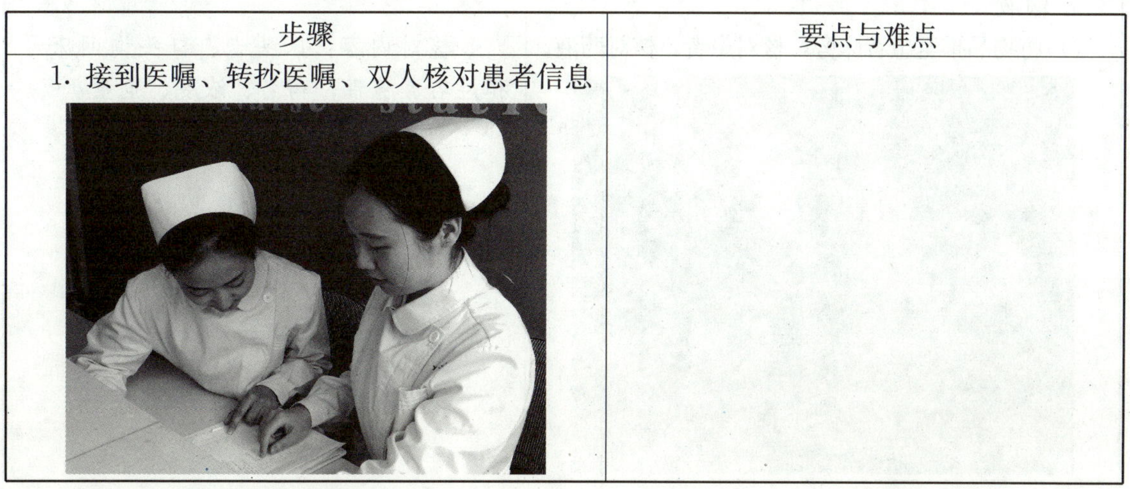	

续表

步骤	要点与难点
2. 患者评估 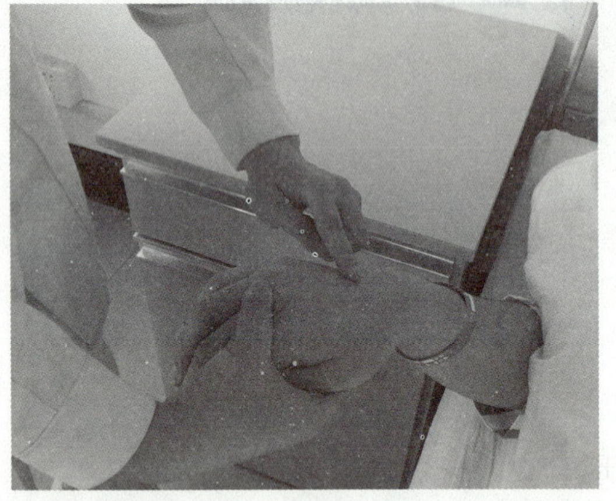	◇评估：病情、治疗情况，用药史、家族史、过敏史，注射部位血管、肢体活动度 ◇注：成人注射一般选择手背静脉网，选择粗、直、弹性好的静脉，避开静脉窦
3. 物品准备 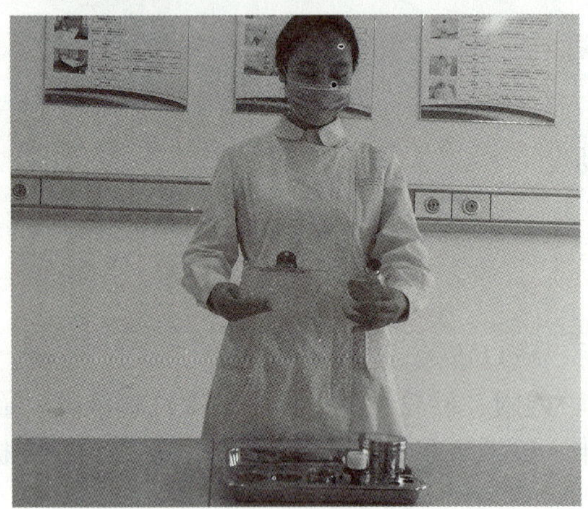	◇核对检查无菌，评估物品名称、有效期、外包装，核对药品(名称、剂量、浓度、质量) ◇贴输液瓶贴 ◇消毒、配药(不余、不漏) ◇插输液器
4. 自身准备	◇七步洗手法、戴口罩
5. 输液 (1)将物品推至患者床旁，核对患者，核对药液。 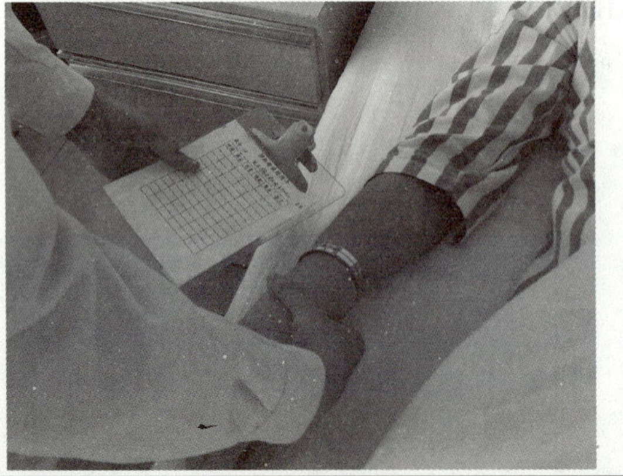	◇核对内容：床头卡、口头询问床号和姓名、腕带；药名、浓度、剂量

续表

<table>
<tr><th>步骤</th><th>要点与难点</th></tr>
<tr><td>(2)第一次排气。
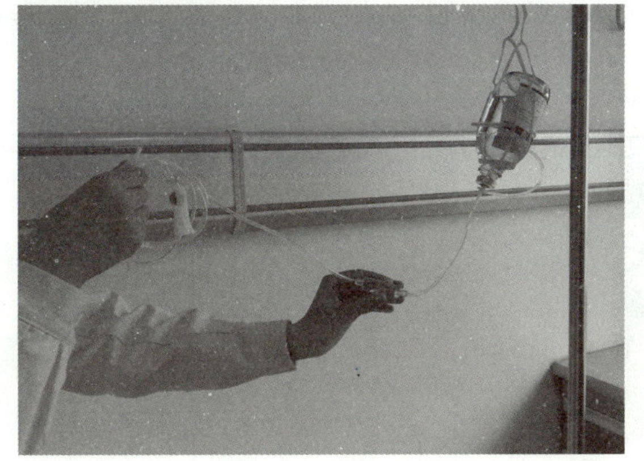</td><td>◇墨菲氏滴管倒置、挤压墨菲氏滴管
◇墨菲氏滴管液面升至 1/2～2/3 时，正置滴管，打开输液调节器</td></tr>
<tr><td>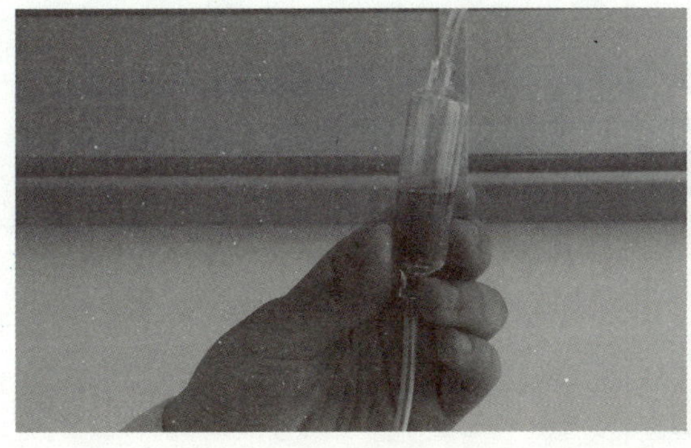</td><td>◇液面排至输液器乳头
◇用血管钳夹住针柄，针头向上，挂于输液架，或针柄卡于墨菲氏滴管上</td></tr>
<tr><td>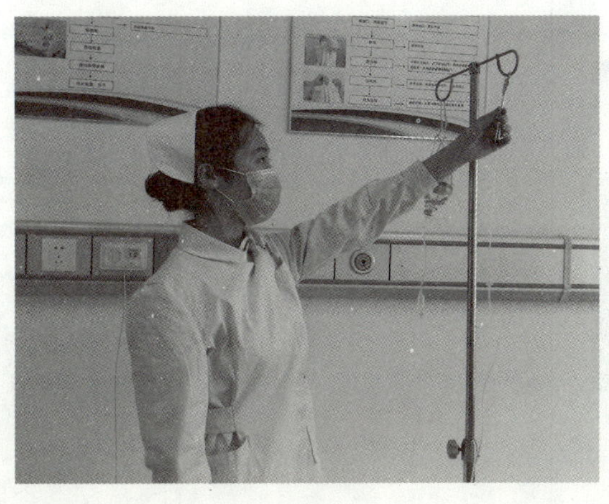</td><td></td></tr>
</table>

续表

步骤	要点与难点
(3)第二次核对药液。 (4)患者准备。 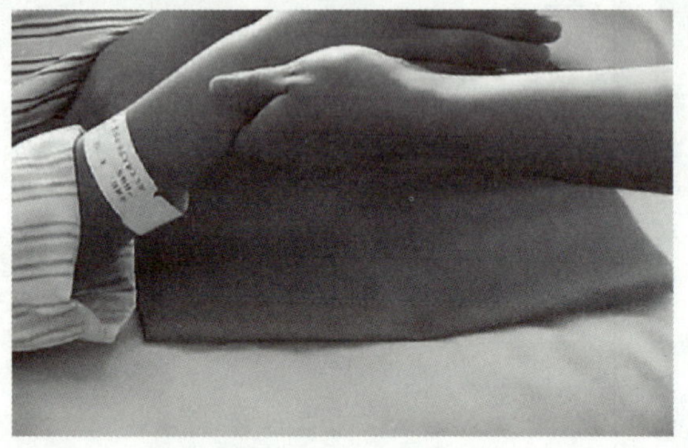 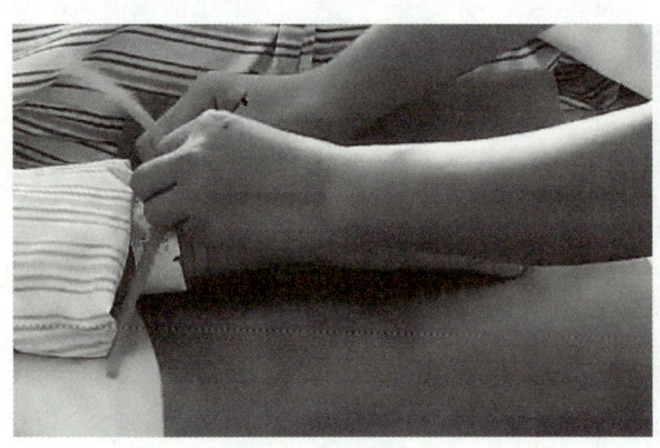 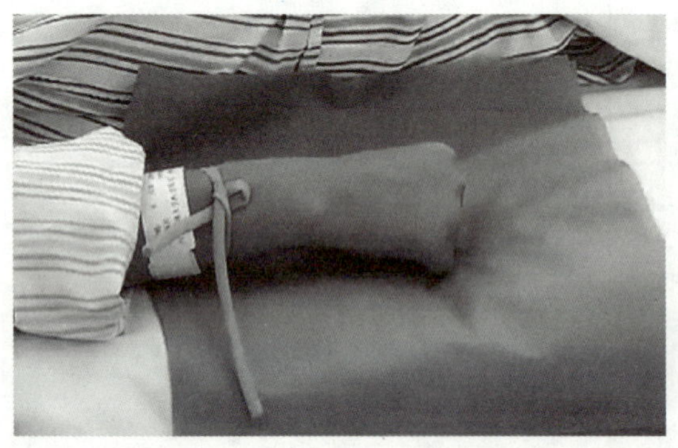	◇准备内容：垫治疗巾、扎止血带、消毒 ◇注射点上方 8～10 cm 扎止血带 ◇嘱患者握拳

续表

步骤	要点与难点
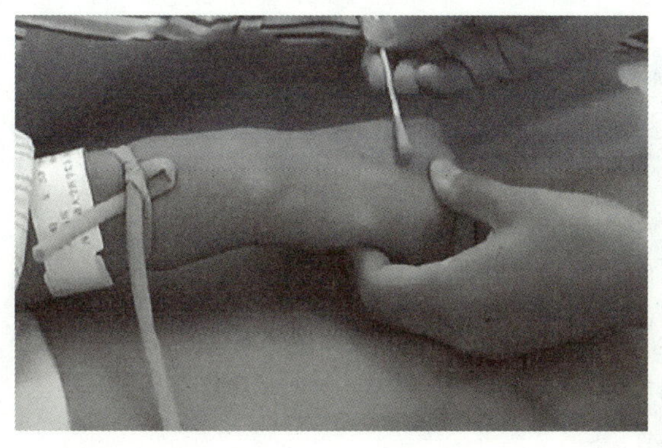 (5)取输液胶贴。 (6)第二次排气。 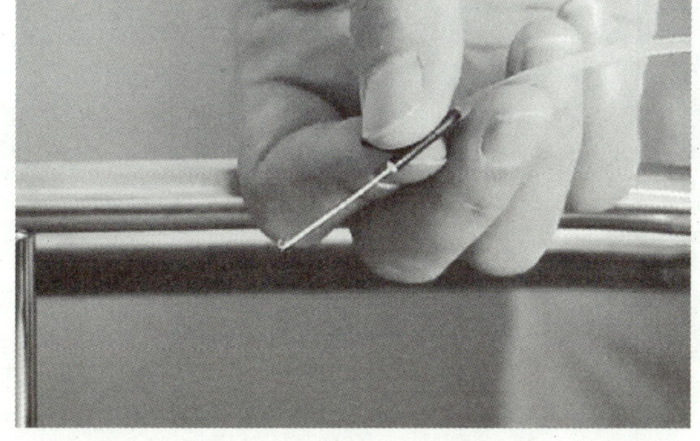 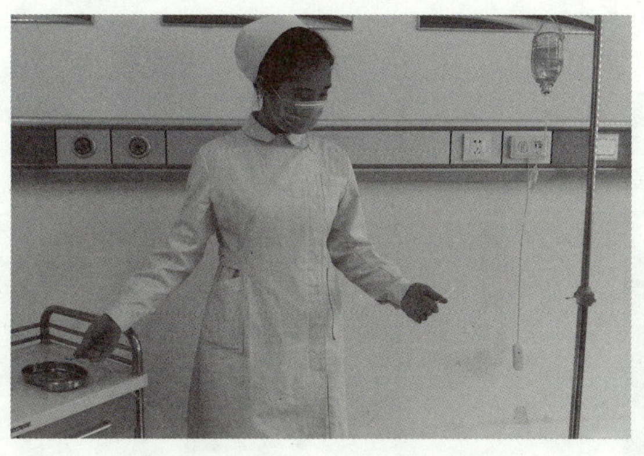	◇以注射点为中心，消毒直径大于5 cm ◇检查有无气泡

续表

步骤	要点与难点
(7)再次核对患者、药液，穿刺。 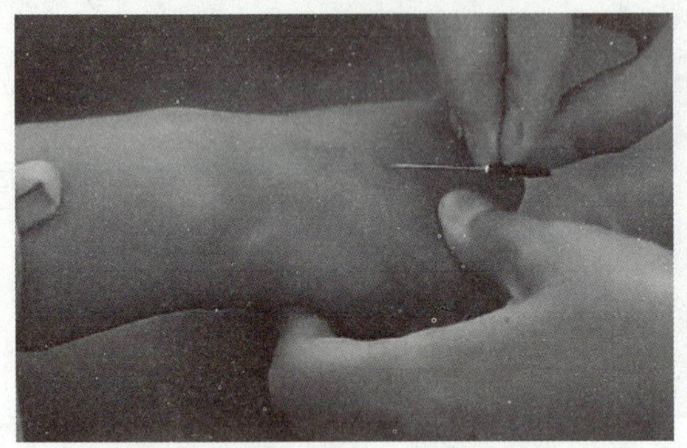 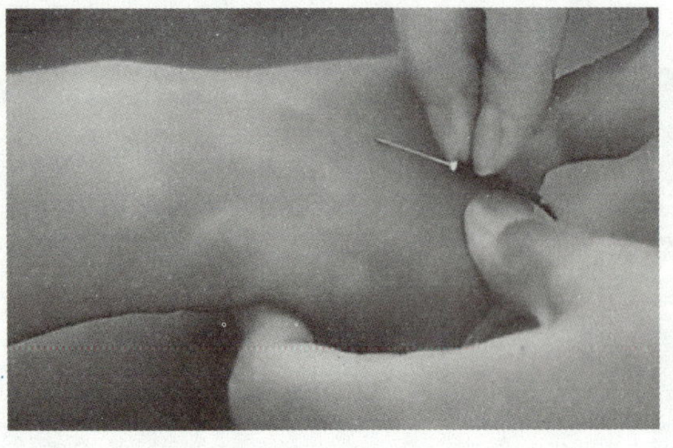	◇绷皮进针，进针角度 15°～30° ◇见回血后放平针柄，顺静脉走行再继续进针 0.2 cm
(8)三松：松止血带、松拳、松调节器。二看：看药液滴注是否通畅，看患者手背有无肿胀。 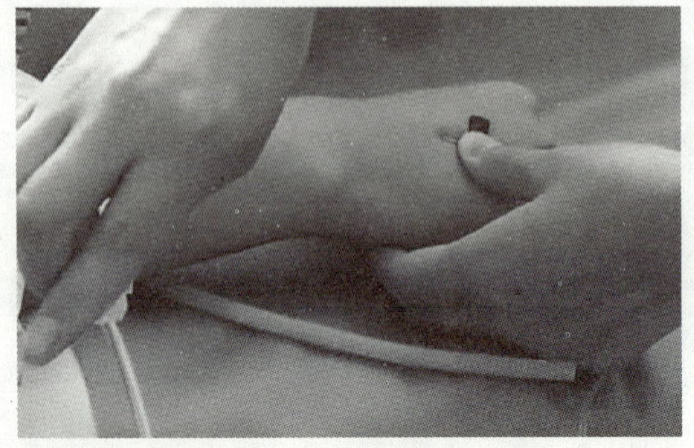	

续表

<table>
<tr><th>步骤</th><th>要点与难点</th></tr>
<tr><td>(9)固定。
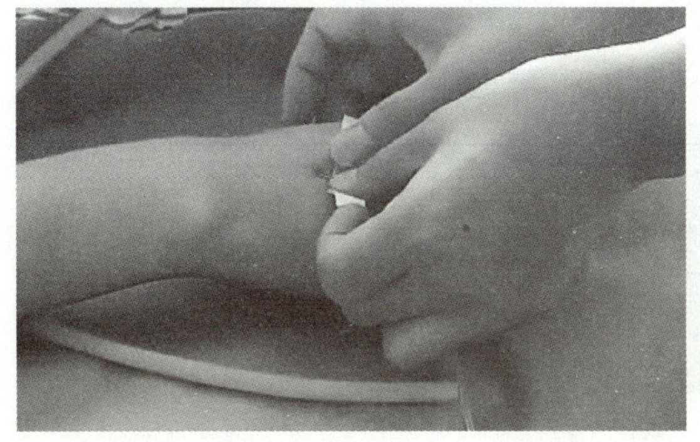
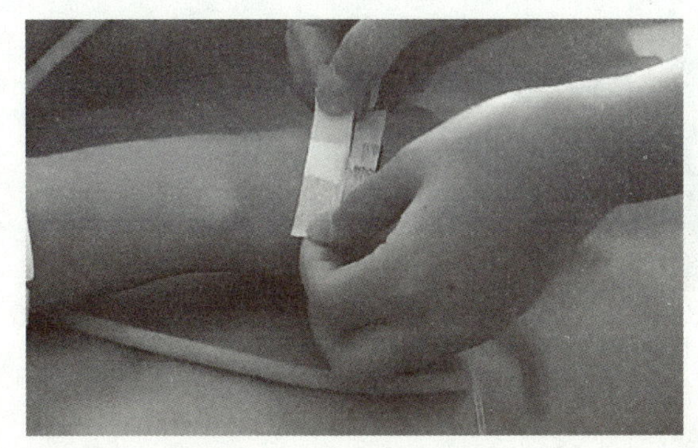
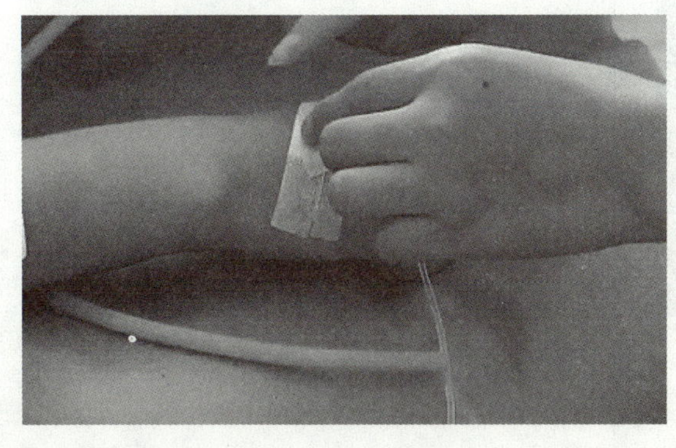</td><td></td></tr>
</table>

续表

步骤	要点与难点 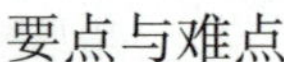
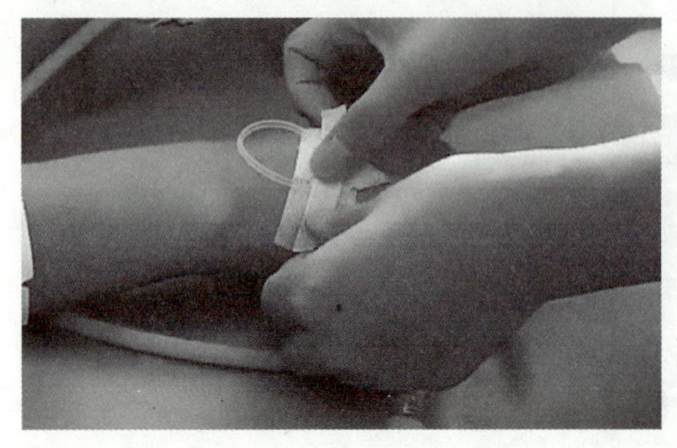	
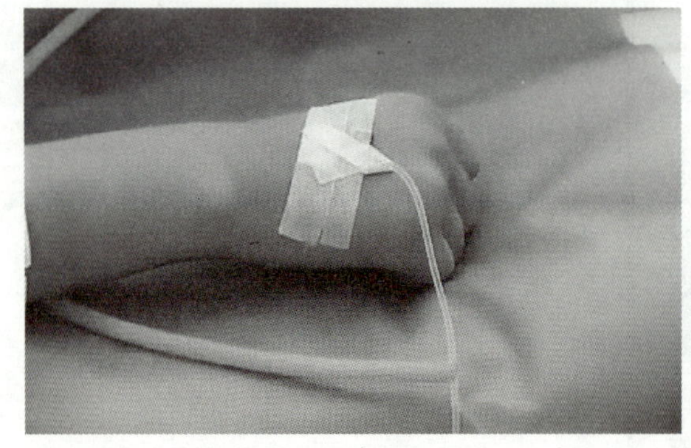	◇交叉固定针柄
(10)调节滴速。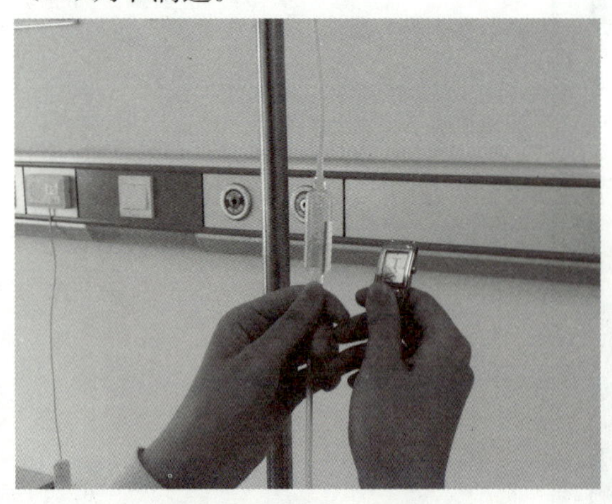	◇成人：40～60 滴/min ◇儿童：20～40 滴/min
6. 签名，再次核对患者、药物 7. 健康教育 8. 洗手，记录	◇输液安全教育

续表

<table>
<tr><th>步骤</th><th>要点与难点</th></tr>
<tr><td>9. 拔针
(1)核对患者、核对输液治疗是否完成。
(2)关闭输液调节器。
(3)撕胶布。
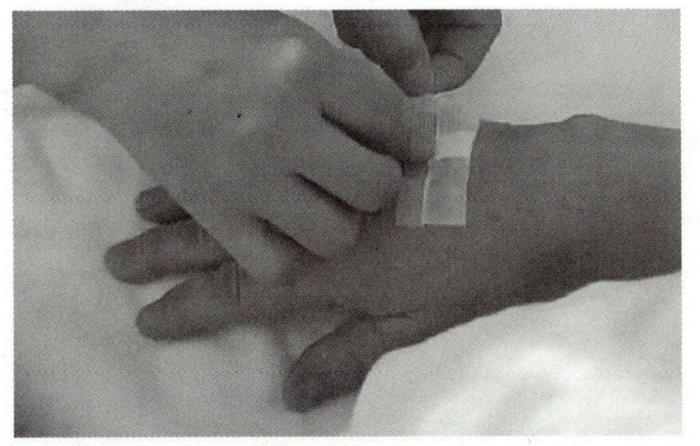
(4)用棉签顺血管方向按压穿刺点，快速拔针。
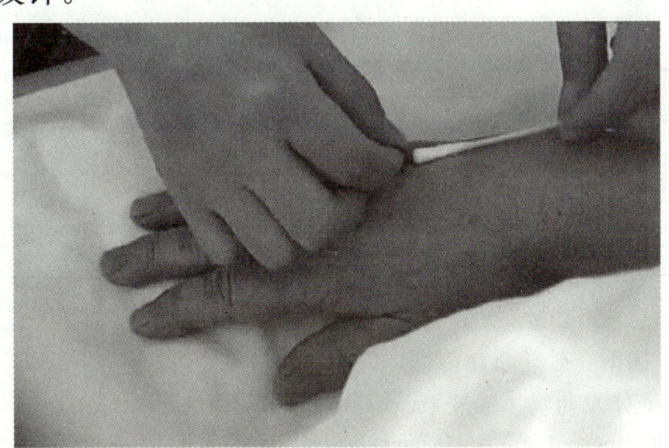
(5)健康教育。</td><td>◇顺序：针柄、针眼、头皮针
◇最后撕针眼胶布
◇拔针后用棉签顺血管方向局部按压1～2 min</td></tr>
<tr><td>10. 终末处置</td><td>◇针头放入锐器盒、输液皮条放入黄色垃圾袋、治疗卡保存24 h</td></tr>
<tr><td>11. 洗手，记录</td><td></td></tr>
</table>

二、密闭式静脉输液操作评分标准

密闭式静脉输液操作评分标准

序号：＿＿＿＿＿	姓名：＿＿＿＿＿	得分：＿＿＿＿＿	实分	扣分
目的（5分）	1. 纠正水、电解质紊乱，维持酸碱平衡		1	
	2. 补充营养，维持热量		1	
	3. 输入药物，达到治疗疾病的目的		2	
	4. 增加循环血量，改善微循环，维持血压		1	
评估（10分）	患者	1. 核对患者姓名、床号与年龄	1	
		2. 病情及营养状况	1	
		3. 患者过敏史与用药史	1	
		4. 穿刺部位的皮肤、血管状况与肢体活动度	1	
		5. 心理状态	2	
		6. 合作程度	1	
	解释	1. 目的	2	
		2. 注意事项	1	
准备（5分）	护士	1. 洗手	0.3	
		2. 戴口罩	0.3	
		3. 戴帽子	0.3	
		4. 必要时戴手套	0.1	
	患者	1. 排尿	0.5	
		2. 穿刺肢体保暖	0.5	
	环境	清洁，温度适宜	1	
	用物	治疗盘内放置止血带、棉签、碘附、砂轮、注射器、一次性输液器、血管钳、开瓶器、胶布、弯盘、液体及药物、输液卡、输液观察卡、输液架、笔、手表、小夹板(共2分，少一项扣0.1分)	2	
流程（60分）	1. 根据医嘱，抄输液卡，二人核对再次确认		2	
	2. 核对溶液的名称、浓度、剂量、有效期、有无浑浊沉淀、瓶身有无裂缝、瓶口有无松动，贴上输液卡		4	
	3. 核对药物的名称、浓度、剂量、有效期、有无浑浊沉淀、瓶身有无裂缝、瓶口有无松动		4	
	加入药液，连接输液器（10分）	1. 启开铝盖中心部	1	
		2. 检查碘附及棉签的有效期	1	
		3. 消毒瓶盖	1	
		4. 检查注射器型号、有效期、有无漏气	1	
		5. 加入药液	3	
		6. 检查输液器有效期、有无漏气，连接输液器，输液器塑料袋保留其上。检查留置针有效期、有无漏气	3	

续表

序号：＿＿＿＿ 姓名：＿＿＿＿ 得分：＿＿＿＿			实分	扣分
流程（60分）	用物带至床旁，再次核对患者，核对药物，输液瓶挂在输液架上		3	
	排气（5分）	1. 固定通气管	1	
		2. 打开调节器，挤压墨菲氏滴管	1	
		3. 使滴管内液面达 1/2～2/3	1	
		4. 液体缓慢排出，至排尽导管内的空气，关闭调节器	2	
	检查输液器无气泡，妥善放置		1	
	选择静脉，不可拍打，体现爱伤观念		2	
	扎止血带，距离穿刺点 6 cm		1	
	检查碘附有效期，消毒皮肤 2 遍		1	
	备胶布		2	
	进针，固定：			
	a. 取下护针帽，排尽针头内的气泡，确定无气泡后，夹闭输液器		2	
	b. 一手固定皮肤，一手持针，穿刺见回血，再进针少许		3	
	c. 松开止血带，打开输液器，观察溶液点滴是否通畅		2	
	d. 固定针柄，覆盖针眼，头皮针软管盘曲固定		3	
	调节滴数，观察，填写观察卡并记录		3	
	再次核对患者的床号、姓名、药名、浓度、剂量		2	
	安置患者于舒适卧位		2	
	再次向患者交代注意事项：出现任何不适请用信号灯，确认信号灯位置，告知患者会经常巡视病房		2	
	输液完毕，拔针			
	轻揭胶布，用干棉签轻压穿刺点上方，方向与血管方向平行快速拔针，按压片刻，体现爱伤观念		2	
	终末处理（3分）	1. 治疗车推至处置室门口	1	
		2. 输液器毁形后与棉签等分别置于医疗垃圾袋内（黄色），针头置于利器盒内	1	
		3. 弯盘浸泡 30 min 后清洗晾干备用，治疗车、治疗盘用 0.05%含氯消毒液擦拭	1	
	洗手，记录		1	
注意事项（10分）	1. 选择静脉时，避开静脉瓣、关节		1	
	2. 长期注射者要有计划地使用血管，一般先四肢远端后近端，充分保护静脉		2	
	3. 根据病情及药物性质，掌握注药速度并随时听取患者主诉		2	
	4. 对刺激性强或特殊药物，需要确认针头在血管内方可推药		2	
	5. 对小儿、昏迷或不合作者，输液时穿刺处应加强固定		1	
	6. 要根据病情、年龄及药液性质调节滴速，输液时应加强巡视，局部有肿胀、渗漏或其他故障应立即排除		2	

续表

序号：______ 姓名：______ 得分：______		实分	扣分
评价（10分）	1. 严格执行无菌技术操作原则和查对制度	2	
	2. 体现以患者为中心，注意保暖和减轻疼痛，操作中要体现爱伤观念。必要时使用小夹板	2	
	3. 正确掌握输液速度	2	
	4. 护理程序使用熟练	2	
	5. 健康教育恰到好处	2	

实训二十一　自动洗胃机洗胃法

一、自动洗胃机洗胃法实训指导

【目的】

1. 解毒，清除胃内毒物或刺激物，避免毒物吸收。

2. 减轻胃黏膜水肿。

【评估】

1. 评估患者中毒的时间、途径、毒物的种类、性质、量、是否呕吐，患者生命体征、意识、瞳孔，口、鼻腔黏膜及气味，有无洗胃禁忌证，有无活动性假牙(如有应去除)，患者的心理状态、合作态度等。

2. 环境：是否宽敞、清洁、安静。

【操作前准备】

1. 护士准备　着装整齐。

2. 用物准备

(1)全自动洗胃机、无菌包(内盛接胃管、接水管、排水管)、洗胃液桶(内盛洗胃液)、排出液桶、消毒液桶(内盛消毒液)。

治疗盘内置有盖方盘(内盛液状石蜡、纱布、压舌板、开口器、血管钳)、弯盘、试管及试管架、洗胃管、治疗巾、一次性手套、注射器、胶布。

(2)检查洗胃机。开电源开关，开自动洗胃机开关，检查洗胃机性能。

(3)安装。分别将接胃管、接水管与排水管与洗胃机的接胃口、接水口与排水口连接，将接水口的另一端放入洗胃液桶内(管口必须在液面以下)，排水管的另一端放入排出液桶中，接胃管的另一端与患者胃管连接。

(4)根据病情选择洗胃液，测量温度(37 ℃左右)。

3. 患者准备　与患者交流，了解病情和中毒种类。

【操作步骤】

<table>
<tr><th>步骤</th><th>要点与难点</th></tr>
<tr><td>1. 用物带至床前，核对床号、姓名
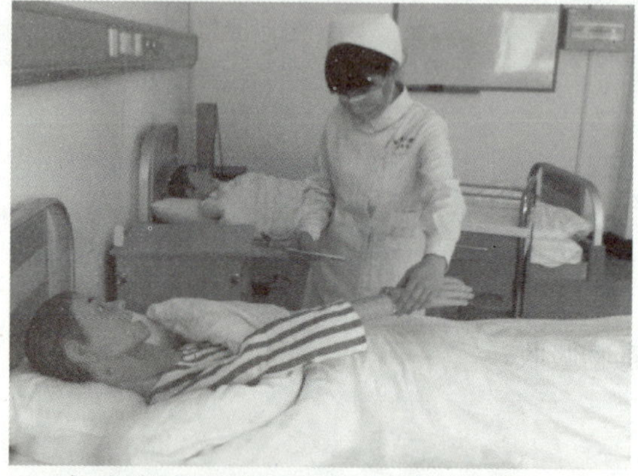</td><td></td></tr>
<tr><td>2. 与患者交流解释，取合适的体位
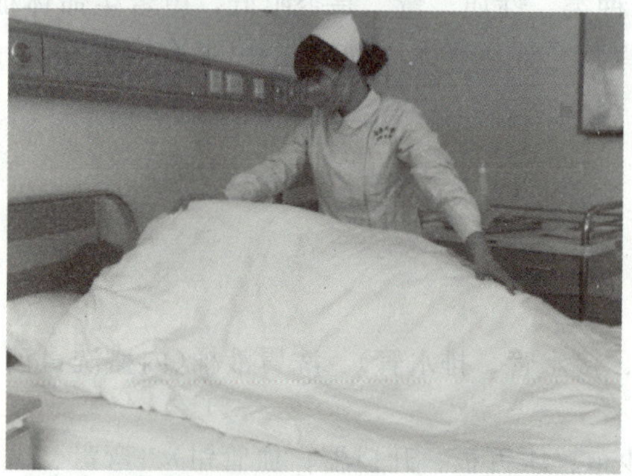</td><td>◇清醒患者取坐位，昏迷患者取卧位，头部稍低，防止洗胃液流入气管</td></tr>
<tr><td>3. 检查洗胃液(种类、温度，报告洗胃液温度和量)，倒入桶内
4. 患者胸前铺治疗巾(一次性垫巾)，弯盘置于口角旁，戴一次性手套
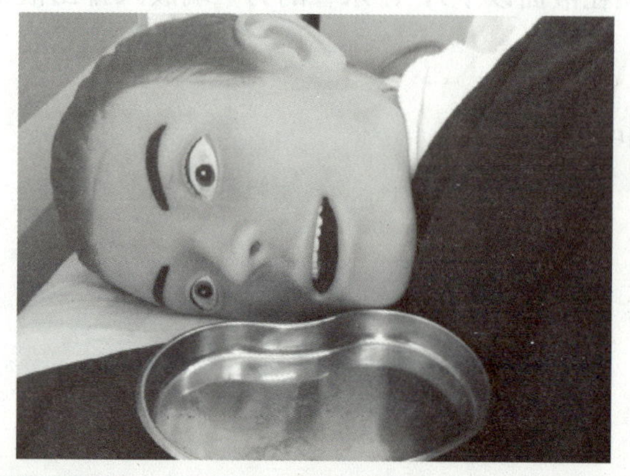</td><td></td></tr>
</table>

续表

<table>
<tr><th>步骤</th><th>要点与难点</th></tr>
<tr><td>5. 测量胃管插入长度，标记，润滑
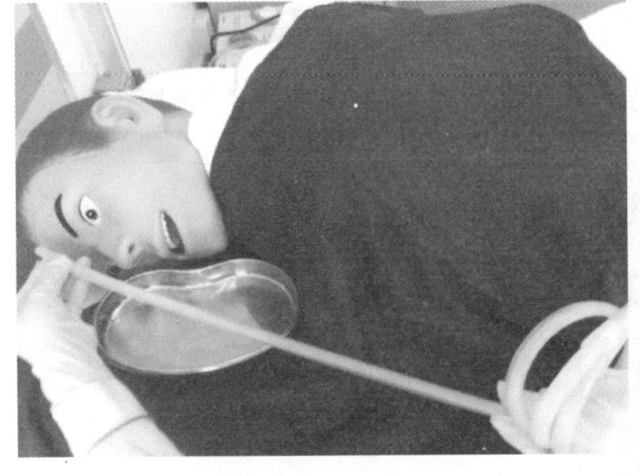</td><td></td></tr>
<tr><td>6. 插胃管，固定胃管
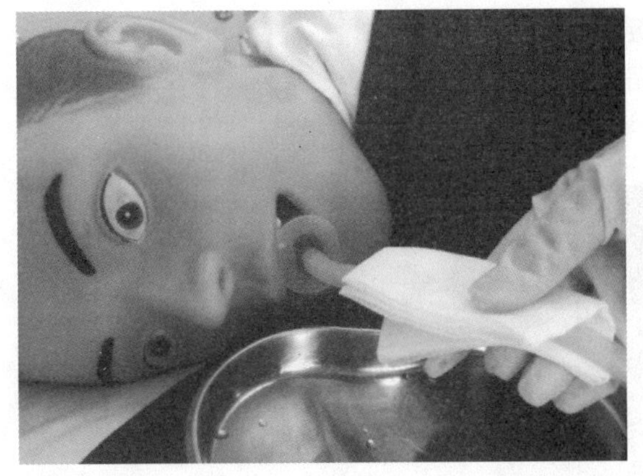
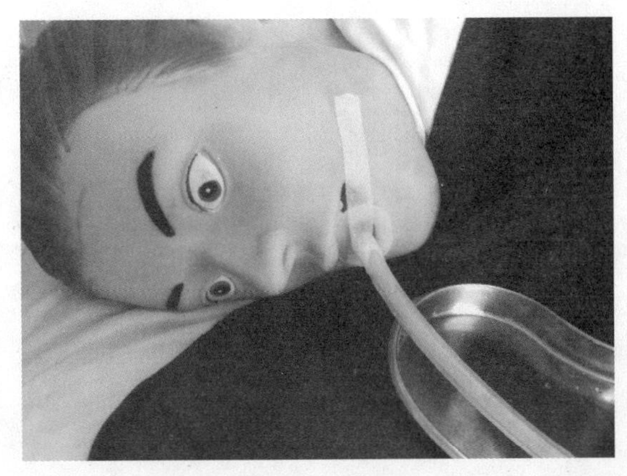</td><td>◇将胃管缓慢送入胃内，注意患者的反应，插至标记处，抽胃液，并留标本，证实胃管在胃内，固定</td></tr>
</table>

续表

步骤	要点与难点
7. 检查洗胃机各管道连接是否牢固，打开机源开关，试机，关电源开关 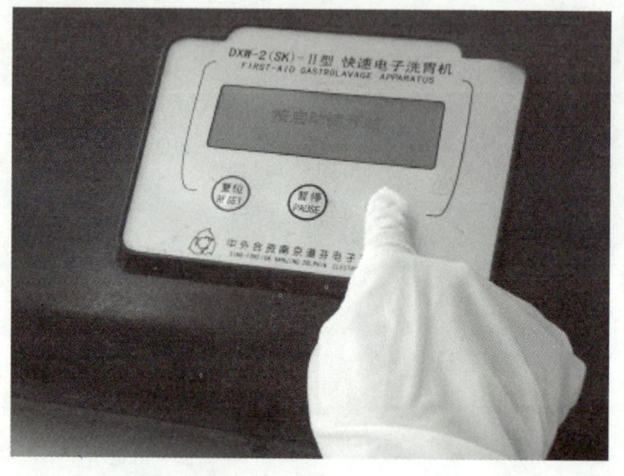 8. 连接好胃管后，打开电源开关，按下工作开关，使洗胃机开始工作。调节洗胃机面板上各参数，机器进入自动调节过程后，自动完成洗胃工作 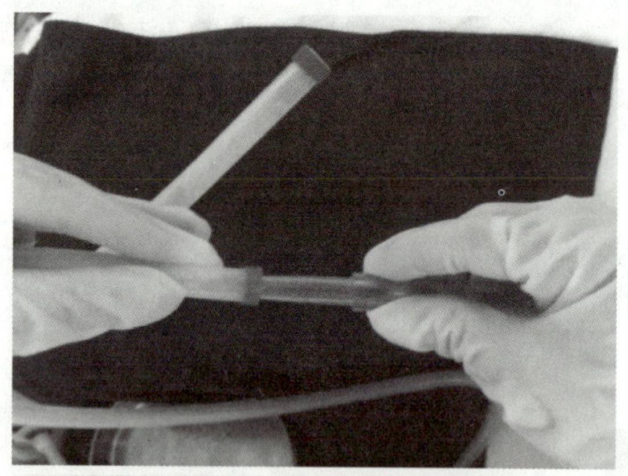 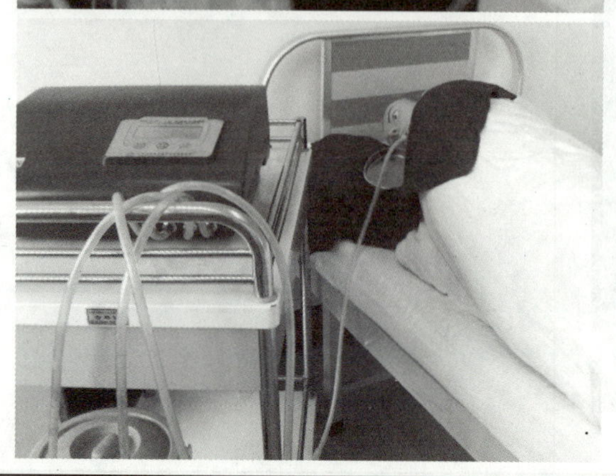	

续表

步骤	要点与难点
9. 在洗胃过程中注意观察患者的反应，洗胃机面板的进出胃状态显示和压力显示 10. 洗胃完毕 按洗胃机工作开关，关闭电源开关，清洗与消毒洗胃机。 11. 处理用物 12. 洗手，记录	◇记录灌洗液名称、量，洗出液性质、气味、颜色、量、患者情况

二、自动洗胃机洗胃法操作评分标准

自动洗胃机洗胃法操作评分标准

序号：＿＿＿＿	姓名：＿＿＿＿　　得分：＿＿＿＿	实分	扣分
目的（5分）	1. 解毒：清除胃内毒物或刺激物，减少毒物吸收，还可利用不同灌洗液进行中和解毒，用于急性食物或药物中毒 2. 减轻胃黏膜水肿：幽门梗阻患者饭后常有滞留现象，引起上腹胀满、不适、恶心、呕吐等症状，通过洗胃，减轻潴留物对胃黏膜的刺激，减轻胃黏膜水肿、炎症	5	
评估（10分）	1. 全身情况：目前病情，意识状态，生命体征，询问误服过何种药物或毒物	4	
	2. 局部情况：口鼻有无损伤、炎症或其他情况	3	
	3. 心理状态：有无紧张、焦虑，对洗胃的认识和态度	3	
准备（5分）	1. 患者：了解洗胃的目的、方法、注意事项及配合要点	2	
	2. 护士：洗手、戴口罩、帽子，衣着整洁	1	
	3. 用物：检查洗胃机是否完好，各管道有无破损；检查洗胃溶液是否符合患者具体情况，温度是否适宜	2	
流程（60分）	1. 将用物带至床旁；核对床号、姓名；解释目的，取得合作	5	
	2. 患者取半卧位，中毒较重者取去枕左侧卧位；头下、胸前垫橡胶管和治疗巾；如有活动假牙应取下；弯盘置患者口角旁，备胶布、开包(胃管、手套、注射器、纱布)	5	
	3. 比量胃管插入长度(45～55 cm)；做好标记	5	
	4. 润滑胃管前端，从口腔插入，插入10～15 cm时嘱患者做吞咽动作或深呼吸	5	
	5. 证实胃管在胃内(3种方法)后用胶布固定胃管	10	
	6. 将3根橡胶管分别和药管、胃管和污水口连接；将药管的另一端放入灌液桶内(管口必须在液面以下)；污水管的另一端放入空塑料桶内；胃管的另一端和患者的洗胃管相连接	10	
	7. 接通电源后按“手吸”键吸出胃内容物；再按自动键；反复冲洗后至吸出的液体澄清无味为止；按“停机”键机器停止工作	5	
	8. 捏紧胃管口拔出胃管	5	
	9. 助患者漱口、洗脸，整理床单	3	
	10. 清理用物及环境	3	
	11. 洗手，记录	4	

续表

序号：____________　　姓名：____________　　得分：____________		实分	扣分
注意事项（10分）	1. 注意了解患者中毒情况	2	
	2. 准确掌握洗胃禁忌证和适应证	3	
	3. 选择合适的洗胃液	2	
	4. 洗胃过程中应随时观察患者的面色、生命体征、意识、瞳孔变化、口、鼻腔黏膜情况及口中气味等	3	
评价（10分）	1. 患者洗胃彻底有效；安全无并发症；衣被清洁，无污染	3	
	2. 操作熟练，方法正确	4	
	3. 能及时排除洗胃过程中的故障，熟悉洗胃禁忌证	3	

实训二十二 尸体料理

一、 尸体料理实训指导

【目的】

1. 维持良好的尸体外观，易于辨认。
2. 安慰家属，减轻哀痛。

【评估】

1. 患者诊断、死亡原因及时间。
2. 尸体清洁程度，有无伤口、引流管等。
3. 死者的宗教信仰、死者家属的要求及对死亡的态度。

【操作前准备】

1. 护士准备 戴口罩、戴手套、穿隔离衣。

2. 死者准备 向家属解释操作的目的、注意事项；置死者于平卧位，头下垫一枕，撤去盖被，留一大单或被套遮盖。

3. 用物准备 尸体鉴别卡、尸单、血管钳、不脱脂棉花少许、绷带、纱布、剪刀、弯盘、棉签、胶布、别针、必要时擦洗用具、湿棉花。

4. 环境准备 遮挡死者。

【操作步骤】

步骤	要点与难点
1. 洗脸，闭合眼睑，有假牙者代为装上 2. 棉花球塞口、鼻、耳、肛门、阴道 3. 擦洗全身 (1)伤口更换敷料。 (2)擦净痕迹。 (3)擦洗全身，更衣，梳发。	◇尸体料理应在确认患者死亡、医师开具死亡诊断书后尽快进行。既可防止尸体僵硬，也可避免对其他患者产生不良影响 ◇传染病患者的尸体按规定处理

续表

步骤	要点与难点
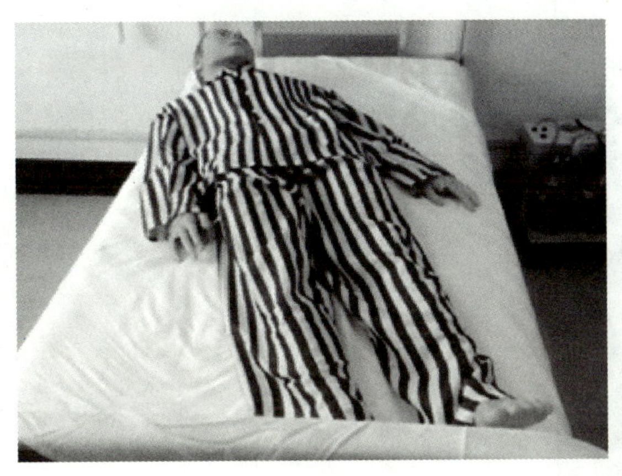 4. 必要时用四头带托起下颌 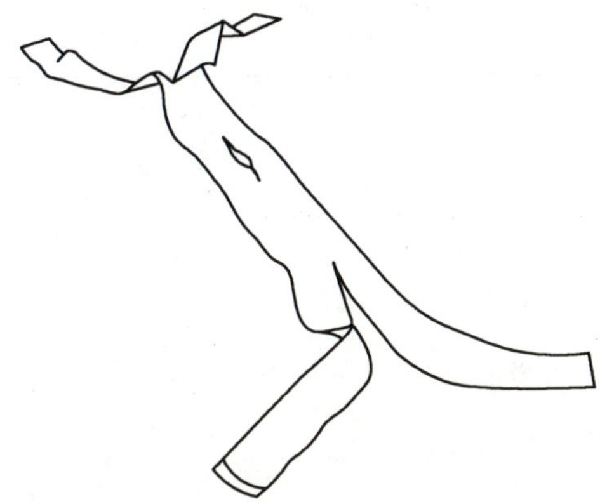 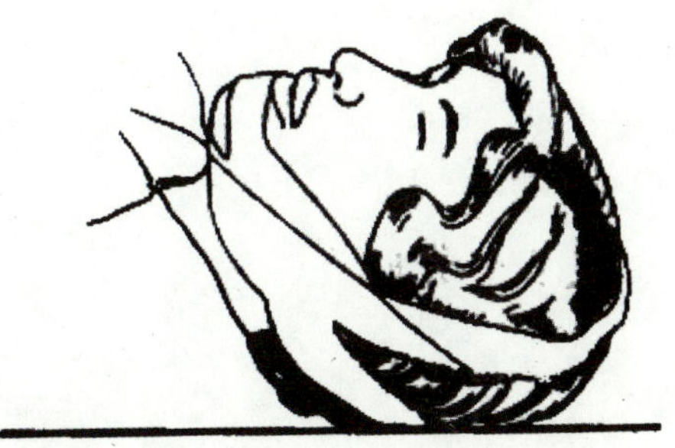 5. 尸体鉴别卡别于衣服上或手腕部	

续表

步骤	要点与难点
6. 尸单覆盖尸体 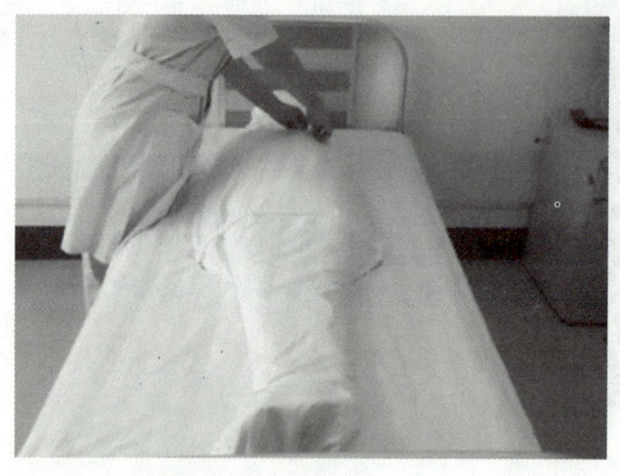 7. 整理死者遗物交家属 8. 终末处理 9. 洗手，记录	

二、尸体料理操作评分标准

尸体料理操作评分标准

序号：________　姓名：________　得分：________			实分	扣分
目的（5分）	1. 维持良好的尸体外观，易于辨认		3	
	2. 安慰家属，减轻哀痛		2	
评估（10分）	1. 患者诊断、死亡原因及时间		3	
	2. 尸体清洁程度，有无伤口、引流管等		4	
	3. 死者的宗教信仰、死者家属的要求及对死亡的态度		3	
准备（5分）	护士	1. 戴口罩	0.4	
		2. 戴手套	0.3	
		3. 穿隔离衣	0.3	
	死者	1. 向家属解释操作的目的、注意事项	0.5	
		2. 置于平卧位，头下垫一枕，撤去盖被，留一大单或被套遮盖	0.5	
	环境	遮挡死者	1	
	用物	尸体鉴别卡、尸单、血管钳、不脱脂棉花少许、绷带、纱布、剪刀、弯盘、棉签、胶布、别针、必要时擦洗用具、湿棉花(少一项扣0.1分)	2	
流程（60分）	1. 洗脸，闭合眼睑，有假牙者代为装上		5	
	2. 棉花球塞口、鼻、耳、肛门、阴道		5	
	3. 擦洗全身： 伤口更换敷料 擦净痕迹 擦洗全身，更衣，梳发		20	
	4. 必要时用四头带托起下颌		2	
	5. 尸体鉴别卡别于衣服上或手腕部		2	
	6. 尸单覆盖尸体		3	
	7. 整理死者遗物交家属		3	
	8. 终末处理		10	
	9. 洗手，记录		10	
注意事项（10分）	1. 尸体料理应在确认患者死亡、医师开具死亡诊断书后尽快进行。既可防止尸体僵硬，也可避免对其他死者产生不良影响		5	
	2. 传染病列者的尸体按规定处理		5	
评价（10分）	1. 尸体整洁，姿势良好，易于辨认		5	
	2. 尊重死者，安慰家属，安置好同室患者		5	

参考文献

[1] 中华人民共和国卫生部，中国人民解放军总后勤部卫生部．临床护理实践指南(2011 版)[M]. 北京：人民军医出版社，2011.
[2] 唐维新．实用临床护理《三基》操作篇[M]. 南京：东南大学出版社，2004.
[3] 李小寒，尚少梅．基础护理学[M]. 5 版．北京：人民卫生出版社，2012.
[4] 程红缨，杨燕妮．基础护理技术操作教程[M]. 北京：人民军医出版社，2010.